HEYNE<

W0041658

Das Buch

Chakras sind die feinstofflichen Energiezentren des Körpers. Durch sie fließt die Lebensenergie, die unser körperliches und seelisches Wohlbefinden steuert – und es liegt in unserer Hand, diese Ströme zu harmonisieren und in Bewegung zu halten.

Die Energieheilerin Marie Manuchehri stellt Fallgeschichten aus ihrer Praxis vor, die bei Leserinnen und Lesern einen heilsamen Prozess in Gang setzen: Chakra für Chakra. Mit praktischen Übungen wird es möglich, die Selbstheilungskräfte zu aktivieren und Körper, Geist und Seele wieder ins Gleichgewicht zu bringen.

Die Autorin

Marie Manuchehri war lange Zeit als Krankenpflegerin in der Onkologie tätig, bis sie ihre Begabung für energetisches Heilen entdeckte. Seitdem führt sie ihre eigene Praxis für Energieheilung in Seattle, Washington. Zudem hält sie Workshops ab und hat eine eigene Radiosendung.

www.energyintuitive.com

MARIE MANUCHEHRI

Praxisbuch der
CHAKRA
HEILUNG

Die verborgenen Kräfte der
feinstofflichen Energiezentren
aktivieren und nutzen

Aus dem Englischen übersetzt
von Juliane Molitor

WILHELM HEYNE VERLAG
MÜNCHEN

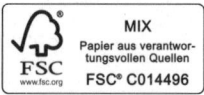

Verlagsgruppe Random House FSC®-N001967.
Das für dieses Buch verwendete FSC®-zertifizierte Papier
Holmen Book Cream liefert Holmen Paper, Hallstavik, Schweden.

Taschenbucherstausgabe 04/2015

Copyright © 2012 by Marie Manuchehri
Illustrationen © by Susan Russell Hall
Originally published in 2012 by Sounds True, Inc., Boulder, Colorado
Copyright © 2012 by Ansata Verlag, München,
in der Verlagsgruppe Random House GmbH
Copyright © 2015 dieser Ausgabe by Wilhelm Heyne Verlag, München,
in der Verlagsgruppe Random House GmbH
Printed in Germany 2015
Umschlaggestaltung: Guter Punkt, München,
unter Verwendung eines Motivs von © Jane_Lane / shutterstock
Satz: EDV-Fotosatz Huber/Verlagsservice G. Pfeifer, Germering
Herstellung: Helga Schörnig
Druck und Bindung: GGP Media GmbH, Pößneck
ISBN 978-3-453-70267-7

http://www.heyne.de

Der menschlichen Rasse,
besonders meinen Töchtern
Maryam, Misha und Mina.
Ich liebe euch alle.

Ich bin dankbar, Teil des wachsenden und sich ständig verändernden Felds der Energiemedizin zu sein. Ich finde menschliche Wesen erstaunlich und das menschliche Befinden faszinierend. Ich glaube, dass wir alle über unsere wildesten Träume hinaus begabt und talentiert sind.

INHALT

EINLEITUNG

Herbst 1997: die Anfänge

Hunderte von winzigen goldenen Pyramiden – jede etwa 2,5 Zentimeter im Durchmesser – drehen sich um mein Bett. Dabei summen und vibrieren sie leise. Hell glühend beleuchten sie das Schlafzimmer kurz vor Sonnenaufgang, sodass ich die einzelnen Lehmziegel sehen kann, aus denen sie gebaut sind. Diese Vision habe ich nun schon seit mehreren Wochen immer wieder. Die Schwingung dieser Pyramiden pulsiert durch meinen Körper, als seien sie lebendig und wollten mich ihren Rhythmus lehren. Ich liege still zwischen den warmen weißen Laken und fürchte, dass das pochende Brummen meinen schlafenden Mann neben mir und unsere Töchter in ihren Zimmern am Ende des Ganges weckt. Mein Mann rührt sich nicht. Da erinnere ich mich – nur ich kann die Pyramiden sehen, hören und fühlen.

Diese Vision war nur eine in einer ganzen Reihe von rätselhaften Erlebnissen, die Monate vor diesem begonnen hatte. Der Morgengruß beantwortete meine nächtliche Frage: Würden die Dreiecke ebenso plötzlich wieder verschwinden, wie sie aufgetaucht waren?

Diese paranormalen Erfahrungen waren eine willkommene Ablenkung von meinem vorhersehbaren Leben in der Vorstadt: Kinder, Arbeiten, Einkaufen, Kochen und Putzen. Das unerklärliche Staunen, das ich dabei empfand, war etwas, worauf ich mich freuen konnte, etwas nur für mich. Es erinnerte mich auch an meine

Kindheit und an mein Elternhaus. Als Teenager hatte ich begierig alle Bücher über Spiritualität und Selbstverwirklichung gelesen, die in den Bücherregalen meiner Mutter standen. Sie weckten etwas in mir, das ich zwar nicht erklären konnte, das aber mein Herz tief berührte. An Sonntagen ging ich in die Kirche und suchte dort nach menschlichen Kontakten, die mich in ähnlicher Weise bewegen konnten wie diese Bücher. Ich fand sie nicht. Vor Gleichaltrigen hielt ich meine diesbezüglichen Aktivitäten geheim, weil ich dazugehören wollte. Jetzt, Jahre später, ist mir klar: Was ich von dem damals Gelesenen erinnerte, erlaubte mir, jenen auditiven und visuellen Erlebnissen zu vertrauen, die nicht von dieser Welt waren.

In dieser Zeit arbeitete ich als examinierte Krankenschwester in der Onkologie. Eine seltsame Berufswahl in Anbetracht meiner ganzheitlichen Erziehung. In meinem Elternhaus gab es vollwertiges Essen, Nahrungsergänzungsmittel, und unser Hausarzt war Chiropraktiker. Ich war gern Krankenschwester, fürchtete aber immer, die rätselhaften Bilder, Stimmen und Gefühle, die ich manchmal wahrnahm, könnten mich ablenken, wenn ein Patient eine Notfallintervention brauchte, beispielsweise den Einsatz eines Defibrillators, um das Herz wieder in Gang zu bringen. Ich spürte, wie sich meine innere Wahrnehmung veränderte, und fragte mich, ob ich so einfach in der Lage wäre, die Anzeichen für eine Notsituation zu erkennen und schnell lebensrettende Sofortmaßnahmen zu ergreifen.

Ich beschloss mit Lois Williams, meiner Vorgesetzten, über meine Befürchtungen zu sprechen. Als ich auf ihr Büro im zweiten Stock zukam und sie mich sah, winkte sie mich herein. Ich ging oft in ihr Büro, um mir zusätzliche Unterstützung für Behandlungen außerhalb der Krankenhausroutine zu holen. Sie war immer hilfsbereit und an meiner Meinung interessiert, und oft hatte sie kreative Lösungen parat. Lois dachte vermutlich, ich würde sie diesmal aus einem ähnlichen Grund besuchen. Ich war mir ziemlich sicher, dass sie es noch nie mit dieser Art von Problem zu tun gehabt hatte.

Ich erzählte Lois von den goldenen Pyramiden und auch von den seltsamen Gefühlen und Stimmen, die ich wahrgenommen hatte. Ihre körperliche Reaktion war gelassen und zentriert. Ich hatte keine Ahnung, was sie dachte. Erstaunlicherweise suspendierte sie mich weder von meinem Job noch ordnete sie eine psychiatrische Untersuchung an. Stattdessen erklärte sie mir, dass ich Energie sah. Sie ermutigte mich, Patienten mit meinen Händen statt mit einem Stethoskop zu berühren. Begriffe wie *Chakra* und *Handauflegen* kamen ihr von den Lippen, als seien sie ein üblicher Bestandteil ihres Wortschatzes. Ich hatte keine Ahnung, was ein Chakra war, aber ihre Worte zu hören setzte eine konstante Welle der Emotion in meinem Herzen in Bewegung. Als ich, noch ganz ungläubig über unser Gespräch, rückwärts aus ihrem Büro ging, sah ich zum ersten Mal einen beruhigenden Wasserfall hinter ihrem Schreibtisch. Und hinter dem Wasserfall sah ich das wunderschön gerahmte Bild eines Engels, der zu lächeln schien.

Drei Tage später verleitete mich die Welle in meiner Brust – etwas anderes konnte es nicht gewesen sein – dazu, einer Patientin meine Hände aufzulegen. Weil ich nicht wusste, was passieren würde, wählte ich sorgfältig die gesündeste Patientin der Station aus, eine vierundsechzigjährige Frau, die am nächsten Tag entlassen werden sollte. Da ich keine Vorstellung hatte, was zu tun war, trat ich in ihr Krankenzimmer und schloss die Tür sofort hinter mir. Damit hoffte ich zu verhindern, dass irgendjemand hereinkam und mich fragte, was ich da mache. Ich stellte mich der Patientin vor. Sie machte ein abweisendes Gesicht. Vielleicht dachte sie, ich wolle sie mit einer Nadel oder einem anderen invasiven

Gerät piksen. Ich erklärte, ich wolle ihr nur sanft meine Hände auflegen. Ihr Gesicht wurde weicher, während sie meine Worte in sich aufnahm. Die Idee gefiel ihr. Ich hielt inne und war fassungslos. Meine multisensorische Welt schreckte niemanden ab.

Obwohl ich als Krankenschwester schon Hunderte von Patienten berührt hatte, fühlt es sich diesmal anders an. Eine seltsame innere Ruhe erfüllt meinen ganzen Körper, als ich meine Hände sanft auf das baumwollene Krankenhauslaken über dem Bauch der Frau legte. Sie schloss die Augen und seufzte leise Auch ich machte die Augen zu. War es meine Konzentration oder der simple Akt des Berührens, der uns beide entspannte? Innerhalb von Sekunden hörte ich ganz leise eine helle Harfenmelodie. Das eindringliche Lied durchflutete meine Sinne und kam von einem Ort, der mir zwar vertraut war, an den ich aber keine bewusste Erinnerung hatte. Die unbekannte, aber dennoch greifbare Umgebung und die melodische Musik trieben mir Tränen in die Augen, die über meine Wangen rollten. Ich wurde rot und schaute mit einem feuchten Auge auf meine Patientin. Ihre Augen waren immer noch geschlossen. Doch auch sie weinte ungehemmt. Es schien, als verweilten die Patientin und ich stundenlang in einem magischen Zustand, aber als ich auf die Uhr an der Wand schaute, waren nur ein paar Minuten vergangen.

Plötzlich spürte ich, wie mein Kopf heftig in Richtung ihres Körpers gezogen und meine Augen weit aufgerissen wurden. Ich war nur noch Zentimeter von ihr entfernt und schaute direkt in den mittleren Bereich ihres Körpers. Panik stieg in mir auf, als die Kraft immer stärker wurde. Ich drehte meinen Kopf ein wenig und schaute die Patientin an. In ihrem ruhigen, tränenüberströmten Gesicht hatte sich nichts verändert. Der Anblick ihres friedlichen Gesichts hatte eine beruhigende Wirkung auf mich. Wovor hatte ich Angst? Mein Geist gab mir einen schnellen Zuspruch: *Etwas Wunderbares geschieht, geh einfach mit.*

Ich senkte meinen Kopf ein paar Zentimeter weiter zu ihrem Bauch, lockerte die angespannten Muskeln in meinem Hals und schloss die Augen. Ein Bild der Frau, die ich berührte, tauchte vor mir auf – genauso lebendig, wie sie war. In meinem Geist sah ich, wie sich ihre Brust hob und senkte, wie ihre Augenlider leicht flackerten und wie sich ihr linker Fuß unter der weißen Decke bewegte.

Ich wollte die Augen öffnen und nachsehen, ob das, was ich da wahrnahm, gleichzeitig auch im Zimmer passierte, doch da veränderte sich die Vision. Seltsamerweise schaute ich nun ins Innere des Körpers der Patientin. Als schaute ich Discovery Channel im Fernsehen, konnte ich sehen, wie ihre Organe, Gewebe, Knochen und das Blut gemeinsam pulsierten. In diesem Moment war ich dankbar für den Anatomieunterricht, den ich vor Jahren bekommen hatte. Hatte er mich auf dieses Ereignis vorbereitet?

Eine neue Vision ersetzte meine umherstreifenden Gedanken. Viele farbige Bälle oder Orbs säumten ihre Körpermitte: ein gelber Lichtball in ihrem Bauch, ein weißes Glühen am Scheitel ihres Kopfes und ein strahlend grüner Ball tief im Zentrum ihrer Brust. Diese Orbs waren ebenso lebendig wie ihre Venen und Arterien. Und genauso schnell änderten diese Kreise ihre Form, bildeten wunderschöne Kegel, die sich tief in ihren Körper drehten. Weitere wirbelnde Lichter liefen durch ihren Körper. Ich kam mir vor wie in einer psychedelischen Lichtvorführung.

Gleichzeitig wurden andere Informationen über ihr Leben an mich weitergegeben. Sie wurden nicht zum Ausdruck gebracht wie Worte, die man hören kann, aber die Information war ähnlich. Ein Wirbelwind aus Fakten wehte auf mich zu: Kinderkrankheiten, eine Ehe und andere Beziehungen, die alle irgendetwas mit dem Entstehen gesundheitlicher Probleme im Erwachsenenalter zu tun hatten. Mein Geist raste, um Schritt zu halten, war aber nicht in der Lage, sich alles zu merken. Als wüssten die Kegel um meine Unfähigkeit, endete der Informationsfluss ganz abrupt. Während die ganzen Informationen auf mich einstürmten, heulte ich fast, doch bevor ich ein Geräusch machen konnte, schockte mich eine neue Empfindung: eine leichte menschliche Berührung auf meinen Händen. Die Patientin strich darüber und lächelte – für mich das Signal, dass wir fertig waren.

Sommer 2010:
Energiemedizin im Einsatz

Von diesem Tag an wollte ich eines mehr als alles andere: Menschen meine Hände auflegen, um ihnen bei ihrer Heilung zu helfen. Im Krankenhaus bat ich Hunderte von Patienten um ihre Erlaubnis dazu. Nur einer sagte Nein. Ich ging auf Patienten zu, die mir nicht zugeteilt worden waren, deren Diagnose ich also nicht kannte. Ich verglich die Ergebnisse meiner Energie-Readings mit dem, was in ihren Krankenblättern stand. Mit der Zeit baute ich unter Einsatz meiner Genauigkeit ein Lexikon in meinem Kopf auf, in dem verzeichnet war, was meine Eindrücke bedeuteten. Mit jedem neuen Patienten, den ich berührte, pulsierten stärkere Energien durch meinen Körper, und meine Fähigkeit, die Geschichten zu bewahren, die ihre Körper erzählten – Informationen, die mir halfen, die emotionalen Ursachen ihrer Krankheiten zu verstehen – wurde immer besser.

Jetzt weiß ich, dass die sich drehenden Lichtbälle, die ich bei meiner ersten Begegnung dieser Art und auch bei anderen Patienten im Krankenhaus gesehen hatte, Chakras genannt werden – schöne Energiezentren im Körper, die Lebensenergie empfangen und weiterleiten. Jedes Chakra hat seine eigene Farbe und spielt seine einzigartige Rolle für die Aufrechterhaltung Ihrer körperlichen, geistigen und spirituellen Vitalität. Chakras sind multidimensional und erscheinen rund oder kegel- beziehungsweise trichterförmig. Es handelt sich um die wichtigsten Zentren eines Systems, das daneben noch Tausende von kleineren Energiepunkten umfasst. Der Begriff *Chakra* kommt aus dem Sanskrit und bedeutet »Rad« oder »Scheibe«. Beschreibungen der Chakras tauchten erstmals in den Veden auf, uralten spirituellen Texten, die in die Zeit um 2000 vor Christus zurückdatieren. Dieser komplexe Kreislauf beinhaltet die Schlüssel zu unserer Entwicklung und Ganzheit.

Ich hatte gehofft, meine Fähigkeiten weiterhin im Krankenhaus einsetzen und vielleicht auch andere Schwestern darin unterrichten zu können. Doch bald erkannte ich, dass die traditionellen Krankenhäuser für diese Art von Veränderung noch nicht bereit waren. Wenn ich mich wirklich auf Energiemedizin konzentrieren wollte, musste ich eine private Praxis eröffnen. Heute behandle ich weltweit Tausende von Menschen aus allen sozialen Schichten und Altersgruppen.

Ich habe dieses Buch geschrieben, weil ich mit Ihnen, meinen Lesern, teilen möchte, was ich in den letzten dreizehn Jahren über die Energetik des Heilens herausgefunden habe. Meine Erfahrungen haben mich mehr gelehrt, als ich glaubte, in einem ganzen Leben lernen zu können. Ich lernte erstaunliche Wahrheiten über menschliche Wesen: wie unser Bewusstsein, die Liebe und das Erkennen der Illusionen, die wir uns machen, zusammenwirken und uns helfen können, heil zu werden.

In diesem Buch werden Sie wahre Geschichten aus dem Leben von Klienten lesen und anhand schöner Illustrationen etwas über das Chakrasystem lernen. Dies wird Ihnen helfen, besser zu verstehen, dass alles Energie ist. Sie werden auch erkennen, dass die Mittel, die der modernen Medizin zum Heilen zur Verfügung stehen, wie beispielsweise Chirurgie und Pharmakologie, zwar notwendig, aber auch begrenzt sind. Die Mittel der Energiemedizin hingegen sind unbegrenzt und können Leben verändern. Die Kombination aus konventioneller oder ganzheitlicher Medizin und Energiemedizin kann den Körper eines Menschen zu dauerhafter Gesundheit anspornen. Wahrlich, jeder von uns hat die Macht, seine eigene Wirklichkeit zu verändern und sich ein vitales, erfüllendes und gesundes Leben zu schaffen. Selbstbewusstheit ist der Schlüssel, der Veränderungen in Gang setzt, und Energiemedizin kann Ihnen helfen, zu diesem Schlüssel zu gelangen.

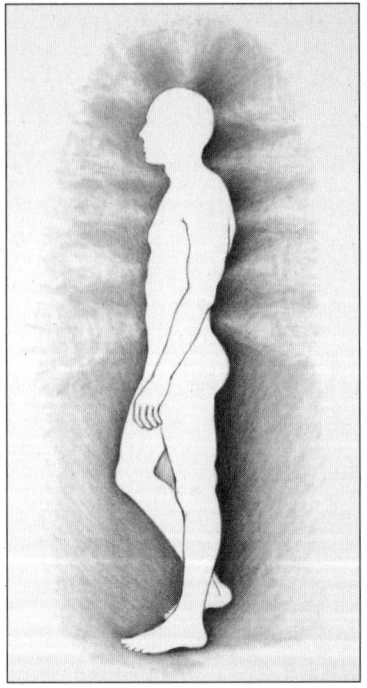

Abbildung 1: Jedes der sieben Hauptchakras empfängt und überträgt vitale Lebensenergie mit einer Drehbewegung. Die Chakras senden Energie in den Körper und ein Leuchten über den Körper hinaus.

Am Ende eines jeden Kapitels finden Sie leicht nachzumachende Energiemedizinübungen, die ich allen meinen Klienten empfehle, weil ich glaube, dass jeder Mensch sein eigener bester Heiler ist. Hintergrund für diese Übungen sind meine Kindheitserlebnisse, meine praktischen Erfahrungen mit Energiemedizin, Yoga und eine beliebte Psychotherapie aus den 1960er-Jahren namens Core Energetics. Diese Übungen können Energie (physische, emotionale, mentale und spirituelle) innerhalb von Sekunden positiv verändern. Sie befreien stagnierende Energie aus einem Chakra und dem es umgebenden anatomischen Bereich, während sie den Zufluss der Lebensenergie in den Körper erhöhen. Manche dieser Übungen erfordern nur ganz wenig Zeit, etwa eine Minute pro Übung. Sie sind vielleicht ein bisschen ungewöhnlich, funktionieren aber erstaunlich gut!

Möge dieses Buch Heilung in jedem Bereich Ihres Lebens anregen!

Freudvolle Segenswünsche,
Marie

1

INTUITIVE SELBSTHEILUNG

Intuitives Heilen ist nichts Neues. Es ist schon seit Jahrhunderten da, aber wir haben vergessen, was es bedeutet, auf die Botschaften unseres Körpers zu hören. Stattdessen geben wir unsere Heilkraft ab, weil wir nicht mehr auf unsere Gefühle und Gedanken achten, wenn wir uns krank fühlen oder wenn eine Krankheit bei uns diagnostiziert wird. Intuition hat per definitionem etwas mit Wissen zu tun. Intuitives Heilen beginnt damit, dass wir die Lebensenergie in unserem Innern entdecken. Daran ist nichts ungewöhnlich. Wir alle verfügen darüber. Jeder von uns ist sein eigener bester Heiler.

Die Begegnung mit dieser inneren Intelligenz manifestiert sich auf viele verschiedene Arten. Manche Menschen sehen Bilder vor ihrem inneren Auge, hören Worte oder haben bestimmte Empfindungen. Andere schnappen im täglichen Leben Einsichten auf, die von anderen zu kommen scheinen – aus dem Radio, dem Fernsehen oder von Werbeplakaten. Wo immer unsere Einsichten auch herkommen, wir sind alle in der Lage, sie zu erkennen und das zu entdecken, was in unserem besten Interesse ist.

Selbst wenn Sie schon viele Male versucht haben, Ihre inneren Botschaften wahrzunehmen, aber das Gefühl haben, dass Sie dazu nicht in der Lage sind – glauben Sie mir, Sie sind es. Nachdem ich mit Tausenden von Klienten gearbeitet habe, weiß ich, dass wir alle die Fähigkeit haben zu empfangen, zu interpretieren und unsere Sinne erfolgreich einzusetzen. Auch Sie haben diese Fähigkeit, weil wir alle wirklich stark und mächtig sind. Sie mögen sich Ihres großen Glücks nicht bewusst sein, aber dennoch sind Sie mächtig.

Die meisten Menschen beginnen zu verstehen, was es mit persönlicher Macht auf sich hat, aber sie ist und bleibt ein neues Konzept. Individuelle Macht ist grenzenlos, und durch innere Achtsamkeit können wir lernen, sie zu nutzen.

Doch irgendwie haben wir das Gefühl, diese Autorität über unser eigenes Leben im Allgemeinen und unseren Körper im Besonderen gar nicht zu haben. Also konsultieren wir medizinische Experten, oft vollkommen fremde Menschen. Sie wissen nichts darüber, wer wir als einzigartige Individuen sind. Der Experte hat in der Regel wenig Zeit, Zugang zu den besonderen Fähigkeiten zu bekommen, über die wir verfügen. Und dennoch erlauben wir ihm für gewöhnlich bedenkenlos, uns zu sagen, was uns fehlt und wie es in Ordnung zu bringen ist.

Die meiste Zeit funktioniert dieses Gesundheitsmodell sogar. Wir bekommen das notwendige Antibiotikum, die Operation oder die Salbe, die unseren Körper heilt. Aber manchmal wirkt die Salbe nur für kurze Zeit. Oder wir bekommen auf der Suche nach dem richtigen Medikament so viele andere verschrieben – manche mit bleibenden Nebenwirkungen – und werden doch nicht dauerhaft gesund. Oder die Operation hat nicht den erwünschten Erfolg, und der uns nun etwas besser bekannte Arzt empfiehlt eine weitere.

Ich glaube, dass wir uns allmählich immer weiter von dieser alten Sicht des Heilens entfernen und ein neues Modell entwickeln, weil wir zunehmend erkennen, dass der einzelne Mensch einen wesentlichen Anteil am Heilungsprozess hat. Obwohl wir uns auch weiterhin darauf verlassen werden, dass uns erfahrene Ärzte über unsere Möglichkeiten aufklären, werden wir auch darauf vertrauen lernen, dass unbezahlbare Einsichten zu den gesündesten Resultaten führen, weil sie von innen kommen. Wo sonst könnte die Information über Ihre Gesundheit liegen? Eingeschlossen im Bewusstsein eines anderen Menschen? Natürlich nicht.

Auch wenn wir alle zu einer Art gehören und anatomisch ähnlich sind, hat jeder von uns einen eigenen biochemischen »Fingerabdruck«. Unsere innere Chemie unterscheidet von der aller anderen Menschen, weil die komplexe organische Materie in jedem von uns von Emotionen beeinflusst wird. Emotionen sind wie alles im Universum reine Energie. Sie bilden Muster in Ihrem Körper, welche auf Gefühlen basieren, die Sie im Laufe Ihres Lebens zum Ausdruck gebracht oder unterdrückt haben. Selbst wenn Sie sich Ihrer Gefühle nicht bewusst sind, zirkulieren sie in Ihrem Körper und sorgen für Gesundheit, Glück und Fülle oder den Mangel an diesen Dingen.

Wenn die Energieverteilung in Ihrem Körper zu gesundheitlichen Problemen geführt hat, können Sie dazu beitragen, dies zu ändern, indem Sie lernen, Ihre Gefühle wirklich zu fühlen – vor allem diejenigen, die Sie bisher ignoriert haben. Energie kommt ins Stocken, wenn Emotionen ins Stocken kommen, weil sich die Energie in unserem Körper basierend darauf bewegt, wie wir uns fühlen. Positive Energie, die in den Körper fließt, verhindert Erkrankungen und/oder hilft dem Körper bei der Heilung, wenn er krank wird. Wenn gesunde Energie in den Körper fließt, weckt sie stagnierende Energie aus ihrem leblosen Schlummer. Dann fließt Lebensenergie nach und trägt dazu bei, dass Gewebe und Organe besser arbeiten, was wiederum alle Arten von medizinischer Intervention wirksamer macht.

Als intuitive Heilerin ist es meine Aufgabe, Empfindungen, die Ihre Biochemie zum Ausdruck bringt, zu sehen, zu hören und zu fühlen. Die meisten Menschen achten gar nicht auf das, was ihr Wesen ihnen mitteilt. Sie hoffen, dass sie sich überhaupt nicht verändern müssen und ihre gesundheitlichen Probleme einfach verschwinden. Der Körper in seiner unendlichen Weisheit fordert Sie aber auf, sich auf irgendeine mentale, physische, emotionale oder spirituelle Weise zu ändern, um Wohlbefinden zu erlangen.

Moderne medizinische Entdeckungen hauen mich immer noch um. Es ist unglaublich, dass neue Technologien einem fünfundzwanzig Wochen alten Fötus helfen können, außerhalb des Mutterleibs zu überleben. Es ist wahnsinnig, dass Herzchirurgen nicht mehr unbedingt eine Operation am offenen Herzen durchführen müssen, um einen Bypass zu legen. Sie bedienen sich mittlerweile auch eines lebensrettenden Verfahrens, das als MIDCAB (*minimally invasive direct coronary artery bypass* = Minimal invasive Bypassoperation) bekannt ist und bei dem nur mehrere kleine Einschnitte in die Brust gemacht werden (manchmal mit Hilfe eines Roboters). Durch dieses Verfahren wird die kritische Heilungszeit verkürzt und das Risiko einer Infektion vermieden. Die Fortschritte der modernen Medizin sind zwar wirklich bemerkenswert, aber auch die Entwicklung der energetischen Medizin kann sich sehen lassen.

Hier ist ein gutes Beispiel dafür, wie sich die konventionelle Medizin vom intuitiven Heilen unterscheidet, wenn es darum geht, Krankheiten zu erkennen und zu behandeln:

Als ich kürzlich eine neue Klientin behandelte, sah ich intuitiv ein kleines, kreisrundes rosafarbenes Licht auf der rechten Seite ihres Halses aufleuchten. Für mich war das ein Zeichen dafür, dass ihre Schilddrüse gestresst war und unter dem Normallevel arbeitete. Nachdem ich ihr meinen Befund erklärt hatte, erzählte meine Klientin, sie habe im Jahr zuvor ein routinemäßiges Blutbild machen lassen, und ihr Arzt habe gesagt, die Schilddrüsenwerte seinen niedrig bis normal. Die Schilddrüsenwerte, so der Arzt, sollten im Abstand von einem Jahr noch einmal überprüft werden. Wenn sie dann noch weiter gefallen wären, würde er ihr ein Medikament verschreiben, um potenziellen Beschwerden oder Symptomen entgegenzuwirken.

Ich fragte sie nach ihrer Meinung zur Empfehlung des Arztes. Sie sagte, sie habe ihn gefragt, ob sie gleich etwas tun könne, statt darauf zu warten, dass sich ihre Werte möglicherweise verschlechterten und sie dann eventuell verordnete Medikamente einnehmen müsse. Ihr Arzt sagte Nein, sie könne nichts tun.

Die übliche Praxis der Schulmedizin ist zu warten, bis Symptome auftreten oder ein Test auf eine Erkrankung hinweist. Dann wird Pharmakologie oder Chirurgie eingesetzt, um das Problem zu behandeln. Energiemedizin erkennt Veränderungen im Körper vor der Diagnose und danach. Sie arbeitet auf natürliche Weise mit dem Körper und hilft ihm, seinen normalen Gesundheitszustand erneut zu erleben, um eine Erkrankung zu vermeiden oder zu heilen, wenn sie schon da ist. Um ein gesundes Immunsystem aufrechtzuerhalten, ist es entscheidend, dass eine potenzielle Erkrankung angesprochen wird und man nicht darauf wartet, dass Symptome auftreten oder sich verschlimmern.

Mit unserer Energiearbeit konnten wir noch am selben Tag den Heilungsprozess einleiten. Zunächst entdeckte ich einen Mangel an Energie in ihrer Schilddrüse und dann stellte ich einen positiven Energiefluss in den Bereich des fünften Chakras wieder her (mehr über das fünfte Chakra finden Sie in Kapitel 6). Ich empfahl ihr einfache Übungen, die sie für sich allein machen konnte, um den positiven Energiefluss in diesen Bereich aufrechtzuerhalten. Ich gab ihr auch den Rat, einen weiteren Termin mit ihrem Arzt oder einem Naturheilkundigen zu machen, um ihre Schilddrüsenwerte klinisch überwachen zu lassen. Wir sprachen ausführlich über die emotionalen Gründe, aus denen sich stagnierende Energie in ihrem fünften Chakra aufgebaut haben könnte – ein Energiestau, der nun möglicherweise ihre Schilddrüse beeinflusste – und diskutierten, welche Veränderungen ihr Körper sie in ihrem Leben vorzunehmen bat. Die Einsichten, die ich aus ihrem Körper bekam, waren ihr nicht fremd. Ähnliche Ideen waren ihr auch schon kurz zu Bewusstsein gekommen, aber bis zu diesem Tag hatte sie ihre Weisheit nicht erkannt.

Sie fragen sich vielleicht, wie es möglich ist, ohne moderne Technologie ein Bewusstsein für Ihre Gesundheit zu haben und zu Ihrer eigenen Heilung beizutragen oder Erkrankungen zu verhindern. Die Antwort liegt in Ihren Gefühlen.

Gefühle können als körperliche Empfindungen wahrgenommen werden, beispielsweise als Berührung, als Wärme, als Kribbeln oder als ein Bauchgefühl – eine Reaktion der Eingeweide auf etwas Unangenehmes. Gefühle können auch als Bewusstseinszustand auftreten, der aus Emotionen, Stimmungen oder Wünschen resultiert. Emotionen sind facettenreich, denn sie resultieren aus inneren biochemischen und äußeren Umwelteinflüssen. Und sie alle sind direkte Botschaften der tiefsten Intelligenz Ihres Wesens.

Wenn ich mit Klienten arbeite, lese ich ständig ihre Emotionen – Emotionen bezüglich ihrer Kindheit und anderer wichtiger Zeiten in ihrem Leben, die etwas mit ihrer aktuellen Situation zu tun haben. Gleichzeitig registriere ich die körperlichen Empfindungen, die ich habe. Ich weiß, sie spielen eine Schlüsselrolle, wenn es darum geht, mir zu vermitteln, wie Klienten die Sitzung erleben und wie die Energie in ihrem Körper fließt. Sie sagen mir, ob ein Klient entspannt ist oder nicht, kalt oder warm, welche Teile unseres Gesprächs die höchste Aufmerksamkeit oder die meisten »Aha«-Momente bei ihm hervorrufen und welche Ideen ich noch einmal wiederholen oder vielleicht anders erklären muss.

Wenn unser Körper frei von emotionalen Blockaden ist, wenn wir unsere wahren Gefühle verstehen und zum Ausdruck bringen, sind wir präsent und klar. Innere Klarheit macht es jedem von uns möglich, ein multisensorisches Wesen zu werden und die drei Hell- oder Klarfähigkeiten weiterzuentwickeln: Hellsichtigkeit, Hellhörigkeit und Hellfühligkeit, die Fähigkeit, mehr zu sehen, zu hören und zu fühlen, als mit den physischen Sinnen normalerweise möglich ist. Diese Art von Klarheit erlaubt uns, eine grenzenlose Welt jenseits unserer von Ego angetriebenen wahrzunehmen – eine Welt, in der wir Informationen empfangen dürfen, um zu heilen und unser Leben in jeder Hinsicht zu genießen.

Das Auswerten Ihre erstaunlichen Energiezentren, die im ganzen Körper lokalisiert sind, ist ein Weg, die Ihnen innewohnende Einzigartigkeit einzuschätzen. Es gibt Ihnen die Möglichkeit zu beurteilen, wie sich Ihr Wesen in gesunden Lebensphasen anfühlt, wie zu Stresszeiten und wie, wenn Sie sich gesundheitlichen Herausforderungen stellen müssen.

In diesem Buch werden Sie immer wieder lernen, wie Sie darauf hören können, was Ihnen Ihr Körper über die Verbindung zwischen Ihrer Gesundheit und Ihren Emotionen sagt. Indem Sie das tun, finden Sie heraus, wie Sie Erkrankungen verhindern oder sich von einer Krankheit, die Sie vielleicht schon haben, heilen können. Intuitives Heilen ist einfach. Es beginnt damit, dass Sie Ihre natürliche Empfindsamkeit für die kraftvolle Energie Ihres Körpers entdecken, die Sie dann für eine Weite in Ihrem Innern öffnet, welche von liebender Energie erfüllt ist.

2

DAS ERSTE CHAKRA

Die Ursprungsfamilie annehmen

Ein großer grauhaariger Mann mit ungeduldigen blauen Augen hinter einer Metallrandbrille kommt zum ersten Mal in meine Praxis. Er strahlt, während er mir enthusiastisch die Hand zum Gruß hinstreckt und stellt sich als Tom vor. Seine Nervosität ist deutlich spürbar. Er weiß, warum er hier ist. Ich habe keine Ahnung. Als intuitive Heilerin ziehe ich es vor, die Energie eines neuen Klienten zu lesen, ohne irgendetwas über seine Geschichte zu wissen. Solange ich nicht weiß, aus welchem Grund der Klient mich aufsucht, bin ich emotional neutral, was meine Lesungen genauer macht.

Obwohl Tom mich so freundlich begrüßt, sieht er gestresst aus. Er hat die Schultern bis fast zu den Ohren hochgezogen und klopft mit dem linken Fuß auf den beigefarbenen Teppich, als habe er es eilig. Noch bevor ich ihn bitten kann, die Schuhe auszuziehen und sich auf die Massagebank zu legen, platzt es ängstlich aus ihm heraus: »Wie steht es um meine Gesundheit?«

Ich bin überrascht und scanne seinen Körper einmal schnell von Kopf bis Fuß. Mit meinen inneren Augen nehme ich eine Menge unbewegte graue Energie in seinem Körper wahr. Der dunkelste Bereich liegt in seinem Becken, aber ich finde nichts, was auf einen übermäßig alarmierenden Gesundheitszustand hinweist. »Es gibt ein paar besorgniserregende Bereiche, aber insgesamt machen Sie einen guten Eindruck auf mich«, sage ich. Toms Schultern geben nach, und er seufzt erleichtert auf. »Das ist prima! Ich habe nämlich Dickdarmkrebs im Endstadium. Meine Ärzte haben mir geraten, meine Angelegenheiten in Ordnung zu bringen. Ich habe nur noch ein paar Monate zu leben.«

»Wirklich?« Ich bin schockiert. Ich scanne seinen Körper mehrmals nach Hinweisen auf eine unheilbare Krankheit und Tod ab, finde aber keine. Als erfahrene Onkologie-Krankenschwester habe ich schon viele Fälle von Dickdarmkrebs im Endstadium gesehen und weiß, dass der davon betroffene Mensch dem Ende seines Lebens sehr nah ist.

Tom erklärt, dass ihm seine Diagnose vor etwas länger als fünf Jahren gestellt worden war und dass ihm seine Ärzte damals nur noch etwa zwei Jahre zu leben gegeben hatten. Er glaubt, dass er ihre Vorhersage überlebt hat, indem er genau die Dinge tat, von denen sie behaupteten, sie würden nicht helfen. Er ließ sich von Heilpraktikern behandeln, nahm Ergänzungsmittel, begann sich gesünder zu ernähren und lernte sogar, wie man frische Fruchtsäfte herstellt. Er reiste sogar bis in einen Vorort von Tijuana, Mexiko, um sich dort alternativ behandeln zu lassen, und er hatte das Gefühl, dass diese Behandlung viel bewirkte, aber auf Dauer war sie ihm zu teuer.

Ich ziehe die Augenbrauen hoch, als er erwähnt, dass er zur Behandlung ins Ausland reist. Ich mache mir immer Sorgen um Menschen, die aus purer Verzweiflung zur Behandlung ins Ausland reisen, dabei möglicherweise ihre Gesundheit zusätzlich aufs Spiel setzen und auch noch hohe Kosten haben. Aber Tom schien dankbar für die Behandlung, die er bekommen hatte.

Ich bin ganz erpicht darauf, an Toms Energiesystem zu arbeiten um zu verstehen, warum ich nicht glaube, dass er bald sterben muss.

Als Tom sich hinlegt und seinen Kopf auf ein Kissen bettet, sehe ich, wie ein Strom aus vielfarbiger Lebensenergie durch seine Aura eindringt und zu pulsieren beginnt. Das klärt meinen inneren Blick und beruhigt mich. Auch Tom entspannt sich, vielleicht zum ersten Mal seit Jahren. Ich atme tief durch, um meinen Geist von allen Sorgen zu befreien. Ich beginne eine Sitzung normalerweise nicht damit, einem unheilbar kranken Mann zu sagen, dass er eigentlich ganz in Ordnung ist. Während ich ausatme, ermahne ich mich, nicht zu vergessen, dass sich meine Intuitionen bisher immer als sehr wichtig erwiesen haben. Ich weiß vielleicht zunächst nicht, was sie bedeuten, aber sie gemeinsam mit meinen Klienten zu erforschen hat vielen von ihnen bei ihrer Heilung geholfen. In diesem Moment bin ich besonders dankbar für meine intuitiven Erfahrungen der letzten sechs Jahre, seit ich das Krankenhaus verlassen habe.

Ich erzähle Tom von zwei Klienten, von denen ich ursprünglich dachte, sie würden ihre unheilbare Krankheit überleben, aber sie starben. Während ich ihm von diesen beiden Fehleinschätzungen berichte, richte ich mein drittes Auge auf seine Aura um zu sehen, ob diese Information seinen entspannten Zustand verändert. Das wogende, pulsierende Lichtspektakel geht weiter, was bedeutet, dass er weiterhin entspannt ist. »Ich glaube fest daran, dass Sie diesen Planeten noch nicht so schnell verlassen werden, außer Sie wollen es«, sage ich Tom.

Seine blauen Augen leuchten auf. »Sie sind der erste Mensch, der mir sagt, dass ich eine Wahl habe.« Er schließt die Augen und wir nehmen unsere Arbeit wieder auf.

Als ich an Tom zu arbeiten beginne, lege ich meine Hände intuitiv auf seinen Oberbauch. Ich spüre einen wilden Sturm der Energie, der unkontrolliert tief im Innern seines Körpers tobt und den ich ausgleichen muss. Meine Hände erspüren in seinem gesamten Bauchbereich mehrfach gefaltete weiße Blockaden, bei denen es sich höchstwahrscheinlich um Metastasen handelt. Mit meinen inneren Augen kann ich sehen, dass sich die Wucherungen bereits an Organe und Gewebe angeheftet haben und dass sie sich bewegen, wenn Tom sich bewegt. Nahrung zu verdauen muss sehr schmerzhaft für ihn sein.

Ich frage Tom, ob er kürzlich in Zusammenhang mit seinem Krebs operiert worden sei. »Nein, meine Ärzte glauben nicht, dass eine Operation effektiv wäre, und meinen, ich würde damit sogar riskieren, dass sich der Krebs noch weiter ausbreitet.« Ich lasse ihn wissen, dass sich der Krebs schon über seinen Bauchraum hinaus ausgebreitet hat.

»Das stimmt. Die Ärzte haben mir gesagt, dass ich ihn jetzt auch in der Lunge und in der Leber habe.« Ich frage ihn, ob er eine Operation möchte, und er sagt: »Ja, mein Bauchgefühl sagt mir, dass sie eher hilfreich als schädlich wäre.«

Ich nicke zustimmend: »Ja, Ihr Körper bittet darum. Bevor meine Hände Ihren Bauch berührt haben, ging mir immer wieder ein Satz durch den Kopf: Eine Operation wäre am besten. Eine Operation wäre am besten.«

Während ich mit Tom spreche, läuft in meinem Kopf ein Film über eine Bauchoperation mit Kolostomie ab. Eine Masse wird aus dem Bauchraum entfernt und auch ein Teil des Darms. Während der Film läuft, erkläre ich Tom, dass im Rahmen der Operation vielleicht auch eine Kolostomie nötig sein wird.

Als Kolostomie bezeichnet man die Prozedur, bei der eine künstliche Ausleitung – Stoma genannt – vom Dickdarm durch die Bauchdecke gelegt wird, wobei man den erkrankten Abschnitt des Dickdarms umgeht. Diese Prozedur macht es möglich, dass der Darminhalt durch die neue Öffnung nach außen geleitet wird. Nach der Operation würde Tom einen Beutel über dem Stoma tragen müssen, in dem sich der Darminhalt sammeln kann.

»Wäre das okay für Sie?«

»Ja, durchaus!«, sagt er. Der Film ist zu Ende. Ich frage Tom, ob er irgendwelche Schmerzen hat. Er sagt Nein und dass er sich im Moment ganz friedvoll fühlt. Kaum hat er ausgesprochen, fühlen sich meine Hände, die immer noch auf seinem Bauch liegen, so an, als würden sie in einen dunklen, wilden Tornado gesaugt, der mein Bewusstsein tiefer in sein Wesen zwingt. Energetisch weiß ich, dass ich auf eine Masse aus emotionalem Schmerz zusteuere, die tief in seinem ersten Chakra verborgen ist. Ich weiß auch, dass Tom keine Ahnung hat, dass dieser Schmerz existiert.

• • •

Das Chakra-System

Das erstaunliche Chakra-System spielt eine entscheidende Rolle für unsere physische, mentale, emotionale und spirituelle Gesundheit. Mit mehr als dreitausend kleineren und sieben großen Hauptchakras ist Ihr Körper ein hoch organisiertes energetisches Labyrinth, das auf jeden Ihrer Gedanken, Gefühle und auf jede Wahl, die Sie treffen, reagiert.

Die Chakras haben die Form von Kegeln und liegen im Energiefeld des menschlichen Körpers. Die Spitze eines Chakras weist tief ins Körperinnere, die Basis liegt direkt unter der Haut. Chakras drehen sich. Und mit dieser wunderschönen Drehbewegung empfangen sie kostbare Lebensenergie und leiten sie ins Innere des Körpers weiter.

Von den sieben Chakras hat jedes eine andere Grundfarbe und ihre Basis hat jeweils einen Durchmesser von etwa 6,4 Zentimeter. Diese Hauptchakras beeinflussen große anatomische Bereiche des

Körpers und stehen mit der emotionalen Vielschichtigkeit jedes einzelnen menschlichen Lebens in Verbindung.

Die kleineren Chakras, deren Basis etwa so groß ist wie ein Centstück, beeinflussen spezifische Bereiche des Körpers, wie die Gelenke, die Knorpel, die Muskeln, das Bindegewebe und die Akupunkturpunkte. Und obwohl sie so klein sind, drehen sie sich ebenfalls kraftvoll und schön. Sie glühen in einem schimmernden Silber, während sie Wogen der Energie an bestimmte Bereiche im Körper abgeben.

Die Rolle, die Emotionen bei der Heilung spielen, zu verstehen, ist entscheidend für das Verständnis der Rolle der Chakras bei der Heilung. Gefühle beeinflussen unsere Entscheidungen, und unsere Entscheidungen beeinflussen, wie und wohin sich die Energie in unserem Körper bewegt. Ungefühlte Emotionen bauen sich im Körper auf und werden zu Energieblockaden, welche die Funktion des jeweiligen Chakras schwächen und seine Fähigkeit, Lebensenergie zu empfangen und weiterzuleiten, vermindern. Chakras, die ihrer Energie beraubt sind, können sich umgekehrt oder rückwärts drehen, farblos werden oder Löcher bekommen. Indem Sie Ihre Emotionen voll und ganz fühlen, setzen Sie stagnierende Energie frei und erlauben Ihrem Energiesystem, seine Gesundheit und Vitalität selbst in schwierigsten Zeiten aufrechtzuerhalten. Die meisten Menschen haben Angst vor Gefühlen. Also verstecken sie ihre Emotionen ganz tief in ihrem Körper und erzeugen riesige Mengen träger Energie, die schließlich krank machen kann. Unausgeglichene Chakras weisen auf potenzielle Krankheiten im Körper hin. Ausgeglichene Chakras haben eine strahlende Farbe und drehen sich im Uhrzeigersinn – ein Zeichen für Gesundheit.

Die Energiemedizin berücksichtigt die bemerkenswerte Bedeutung, die Emotionen für unsere Gesundheit und unser Wohlergehen haben. Chakras sind die Vehikel, mit denen Behandler auf die emotionalen Blockierungen zusteuern, die Heilung und Glück verhindern.

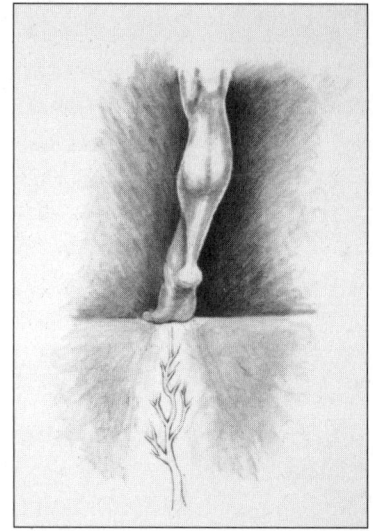

Abbildung 2: Das erste Chakra wird oft Wurzel-Chakra genannt. Die Erdenergie fließt durch die kleineren Chakras an den Füßen in den Körper und bewegt sich durch das Wurzel-Chakra nach oben.

Erstes Chakra – die Wurzeln heilen

Das erste Chakra ist tiefrot und liegt im Beckenboden. Sein Kegel oder Zapfen erstreckt sich vom Damm bis zur Mitte des Oberschenkels. Wenn es sich dreht, schickt es Energie durch den Mastdarm, den Dickdarm, den Ischiasnerv, das Steißbein, die Knochen und die Gefäße, die das Blut durch Ihre untere Körperhälfte bewegen.

Das erste Chakra steht mit den Emotionen in Verbindung, die unsere Kindheit oder unsere Ursprungsfamilie betreffen: unsere Eltern, Geschwister, Großeltern oder andere Menschen, die uns aufgezogen haben. Größe, Form, Farbe und Funktion Ihres ersten Chakras geben Hinweise darauf, wie Sie sich als Heranwachsender gefühlt haben, sowie auf das Glaubenssystem, das Sie in Ihr Wachbewusstsein und in Ihr Unterbewusstsein integriert haben.

Der erste Schritt zur Heilung Ihres ersten Chakras besteht darin, diese Kernemotionen zu identifizieren: Wie haben Sie sich gefühlt in den Häusern und Vierteln, in denen Sie damals lebten, oder in den Schulen, die Sie besucht haben? Haben Sie sich in Ihrer Familie genährt, geliebt und sicher gefühlt? Wenn nicht, fühlen Sie sich jetzt vielleicht nicht genug geerdet und neigen dazu, sich von der realen Welt abzukoppeln und impulsive Entscheidungen zu treffen.

• • •

Als ich mit dem grauen senkrechten Trichter verschmelze, der Toms erstes Chakra ist, frage ich mich, warum er sich so hektisch dreht. Wo kommt dieser ganze emotionale Schutt her? Ich sehe keine tragischen Kindheitsereignisse und fühle auch nichts dergleichen. Ich zwinge meinen Blick, sich durch Schichten aus dichten, unterdrückten Gefühlen zu bohren, aber es gibt keine schrecklichen Szenen. Fasziniert von der chaotischen Geschwindigkeit, stehe ich ganz still vor der Anzeigentafel, bis ich verstehe. Zu meiner Überraschung brauchte Tom keine tragische Kindheit, um einen kranken Körper zu haben. Nicht zu fühlen reichte schon. Jahrzehnte ungefühlter Emotionen sind in Toms Körper eingeschlossen. Sie schwappen in seine Organe und erzeugen eine Krankheit, die nicht mehr zu kontrollieren ist.

Weil ich ein Gespräch über Gefühle anfangen will und darüber, wie man sie identifiziert und erfährt, frage ich Tom: »Nun, wie war Ihre Kindheit?« Angesichts dessen, was ich gerade herausgefunden habe, ist seine Antwort vorhersehbar: »Gut.«

Ich bezweifle, dass sich Tom an vieles aus seiner Kindheit erinnern kann. Gefühle bilden Erinnerungen. Menschen erinnern sich nur an weniges aus ihrer Vergangenheit, wenn sie damals nicht viel gefühlt haben. Als Tom zum ersten Mal in meine Praxis kam, fiel mir auf, dass das Mentalfeld seiner Aura im Durchmesser etwa 90 Zentimeter größer war als die eher typischen 30 Zentimeter. Sein übergroßes Mentalfeld bedeutet, dass Toms Geist immer beschäftigt ist. *Emotionen* zu fühlen, ist eine Erfahrung, die ihm fremd ist.

»Und wie läuft es bei der Arbeit?«, frage ich. »Gut«, sagt er wieder. An der Art, wie sein denkender Geist organisiert ist, kann ich erkennen, dass Tom im technischen Bereich arbeitet. In seinem Frontallappen sehe ich gerade dunkle Linien, die wie Kästen geformte Kompartimente abteilen. Nur um sicherzugehen, frage ich: »Was sind Sie von Beruf?«

»Ich bin Ingenieur.«

»Wie geht es Ihrer Familie, Tom?«

»Großartig. Ihnen geht es allen ganz prima.«

Ich bin glücklich, dass er etwas gesprächiger ist, wenn es um seine Frau und seine Kinder geht, aber ich möchte mehr über seine eigene Kindheit wissen.

»Gibt es noch andere Worte außer ›gut‹, mit denen Sie Ihre Kindheit oder Ihre Arbeit beschreiben könnten? «

Tom macht eine lange Pause und sagt dann: »Hm, ich glaube nicht.«

»Meinen Sie denn nicht, dass ein Wort wie ›gut‹ ein bisschen zu allgemein ist? ›Gut‹ erklärt wenig und bringt keine Emotion zum Ausdruck. Glauben Sie, dass es Ihnen schwerfällt, Ihre Gefühle wirklich zu empfinden?«

»Nein, Marie, das glaube ich nicht. Abgesehen von meinen gesundheitlichen Problemen führe ich ein glückliches Leben.«

»Was an Ihrem Leben macht Sie glücklich?«

»Meinen Kindern geht es gut, und ich habe einen Job.«

»Okay, prima! Wie fühlt sich dieses Glück an?«

Ich merke, dass meine Fragen Toms angestaute Emotionen anregen. Nach jeder Frage bewegt sich ein unangenehmer Schmerz wie von einem Bienenstich meine Arme hinauf. Dann sehe ich, wie sich ausgefranste rote Streifen schnell durch seine Aura bewegen – für mich ein Zeichen, dass er ungehalten ist.

»Ich bin mir nicht ganz sicher, wie es sich anfühlt. Ich weiß nur, dass ich glücklich bin«, sagt er.

Weil ich nicht aufhören will, ihm Fragen über seine Emotionen zu stellen, lasse ich meine Stimme leiser und weicher werden und hoffe, dass sich das flackernde Rot verflüchtigt.

»Wann haben Sie zum letzten Mal geweint?«

»Ich weiß nicht. Ich bin ziemlich sicher, dass ich seit Jahren nicht mehr geweint habe, wenn man den Zeitpunkt, zu dem ich meine Diagnose bekommen habe, mal nicht mitzählt.«

»Okay, wenn wir das weglassen, würden Sie dann sagen, es waren Jahrzehnte?«

»Ja, Jahrzehnte.«

»Finden Sie es in Ordnung, nicht zu weinen?«

»Darüber habe ich noch nicht nachgedacht.«

Genau in diesem Moment macht mich Toms Energiesystem darauf aufmerksam, dass er gleich ein »Aha-Erlebnis« hat. Seine ganze Aura wird zum wunderschönen weißen Licht. Tausende von hell erleuchteten Regentropfen aus Energie ergießen sich in seinen Körper, fallen von irgendwo unter der Decke herab und aktivieren sein Bewusstsein. Meine Fragen über seine Kindheit haben die graue stagnierende Energie aus ihrem tiefen Schlaf geweckt. Während die unterdrückte Energie in Bewegung kommt, spricht – oder besser murmelt – sie wie ein weinendes Kind, das kein verständliches Wort herausbekommt. Ich höre auf die wimmernde, stagnierende Energie, die Toms Körper in Form von Rauchwolken verlässt. Als die erste Rauchwolke aus seinem Körper nach oben steigt und wegfliegt, höre ich: »Kinder soll man sehen, nicht hören.«

Die roten ausgefransten Streifen sind verschwunden. Tom ist bereit für weitere direkte Fragen.

»Was hat Ihnen an Ihren Kindheitsjahren am meisten gefallen?«

»Ich weiß nicht, Marie.«

»Und was hat Ihnen an Ihrer Kindheit nicht gefallen?«

»Ich weiß nicht.«

»Sehen Sie hier ein Thema, Tom?«

»Ja, ich denke, Sie sind da etwas auf der Spur. Ich vermisse ein paar Gefühle und sehe ein, dass ich nicht viele Erinnerungen an meine Kindheit habe.«

»Tom, ich glaube, dass in der unteren Hälfte Ihres Körpers viele angestaute Emotionen sitzen, die in Ihrer gesundheitlichen Krise eine große Rolle spielen.«

»Empfehlen Sie mir, zu diesen Gefühlen vorzudringen?«, fragt er.

»Ja.«

»Okay, und wie mache ich das?« Toms Frage ist gut und aufrichtig, als denke er, es sei eine einfache Sache, seine Emotionen zu fühlen, etwas, das auf Knopfdruck erledigt werden kann.

»Fangen wir damit an, dass Sie sich Ihrer aktuellen Gefühle bewusst werden. Wenn Sie ganz im Moment sind und Ihre aktuellen Emotionen fühlen, tauchen auch die unterdrückten Gefühle in Ihrem Bewusstsein auf und können erlöst werden. Emotionen zu fühlen, befreit sie aus dem Körper. Wenn ich mir Ihre Energie anschaue, Tom, sehe ich, dass eine Menge Energie in Ihr Gehirn fließt, weil Sie über Ihre Arbeit nachdenken. Stimmt das?«

»Ja, ich denke über meine Arbeit nach. Ich habe viel zu tun und ich bin nicht sicher, ob ich alles schaffe. Ich möchte gut für meine Familie sorgen.«

»Okay, wir werden noch darauf zurückkommen, was Sie bezüg-lich Ihrer Arbeit machen können, aber jetzt möchte ich Ihnen erst einmal beibringen, wie Sie mit Hilfe einer Technik namens *Erden* im gegenwärtigen Moment sein können.«

• • •

Durch Erden lebenserhaltende Erdenergie bekommen

In der Energiemedizin bedeutet das Wort »Erden«, Heilung, Le-benskraft und Energie aus der Erde in den eigenen Körper aufzu-nehmen. An den Sohlen Ihrer beiden Füße, genau unter der Hautoberfläche, liegen mehrere kleine Chakras. Wenn sich eine Person erdet, lassen diese kleinen Chakras unsichtbare energeti-sche Wurzeln frei, die durch die Füße bis tief in die Erde wachsen. Wenn die Wurzeln den Erdkern erreicht haben, hören sie auf zu wachsen. Sie graben sich tief in den Kern und wirken wie Stroh-halme, die lebenserhaltende Energie aufnehmen und in das erste Chakra ziehen. Das erste Chakra verwendet Erdenergie, um die physische Gesundheit Ihres menschlichen Körpers zu erhalten. Erden ist die wesentliche Aufgabe des ersten Chakras.

ERDEN UM UNSEREN KINDERN ZU HELFEN

Kinder, bei denen ein Aufmerksamkeitsdefizitsyndrom (ADS) oder ein Aufmerksamkeitsdefizitsyndrom mit Hyperaktivität (ADHS) diagnostiziert wurde oder die Einschlafschwierigkeiten haben, können davon profitieren, dass man ihnen beibringt, sich selbst zu erden. Ihre Hyperaktivität könnte mit einer schlechten Ernährung zu tun haben oder mit einem Mangel an Bewegung oder dem Fehlen eines strukturierten Tagesablaufs.

Bei Kindern, die hochsensibel auf ihre Umgebung oder bestimmte Nahrungsmittel reagieren, wird tendenziell wahrscheinlicher ADS oder ADHS diagnostiziert. Diese Kinder können ruhiger werden, wenn sie hauptsächlich vollwertige Nahrung (ohne Zusätze und Farbstoffe) zu sich nehmen und mehr Zeit im Freien oder fern von elektrischen Geräten wie etwa Videospielen verbringen.

Siehe *Erden in einer Minute* auf Seite 46.

Erden kann für viele Menschen eine schwierige Aufgabe sein, wenn sie nicht im Moment präsent sind. Die meisten Menschen denken ständig, und Denken erfordert Energie.

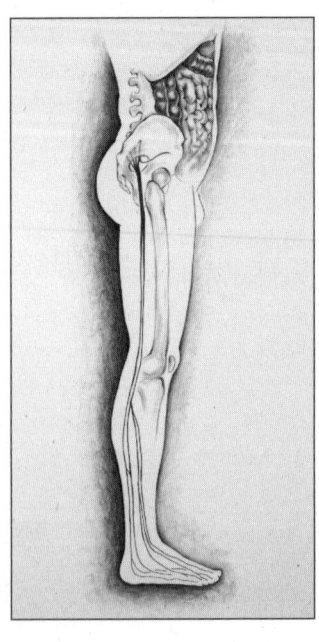

Abbildung 3: Das erste Chakra ist die Grundlage des gesamten Energiesystems. Es steuert die Gesundheit des Dickdarms, des Ischiasnervs und vieler Knochen, darunter das Becken, die Kniescheiben, die Schienbeine und die Oberschenkelknochen. Es reguliert auch die DNA und ist für gesundes Blut und Knochenmark verantwortlich.

Manche Menschen halten ihren denkenden Geist ständig beschäftigt, indem sie eine Kaskade künftiger Möglichkeiten verarbeiten und Probleme zu lösen versuchen, die sich überhaupt noch nicht materialisiert haben. Andere analysieren permanent die Vergangenheit und versuchen Ereignisse zu verändern, die nicht mehr verändert werden können. Und natürlich machen manche Menschen beides. Zwanghafte Gedanken an die Vergangenheit und die Zukunft verschwenden wertvolle Energie, die für alle Organe Ihres Körpers bestimmt ist, nicht nur für das Gehirn. Geerdet zu sein bedeutet auch, wach und präsent für den eigenen physischen Körper zu sein.

. . .

»Tom«, sage ich, »ich möchte gern, dass Sie einen Teil Ihres Körpers unterhalb des Halses physisch spüren. Das wird Ihnen dabei helfen, präsent zu werden. Vielleicht spüren Sie die Socken an Ihren Füßen. Dann lassen Sie die Nerven in Ihren Füßen das Material fühlen, dann das Gewicht des Materials und seine Wärme. Machen Sie weiter und bewegen Sie Ihre Aufmerksamkeit von Ihren Gedanken weg und in Ihren Körper hinein. Diese Übung wird Ihnen helfen, aus Ihrem Kopf in den gegenwärtigen Moment zu gelangen.«

Ich weiß, dass Tom diese Übung mit wenig Praxis schaffen wird, weil er entspannt ist. Aber wie die meisten Menschen muss er ziemlich lange üben, um loszulassen und weniger zu denken, um mehr in seinem Körper zu sein als in seinem Gehirn.

»Wow, ich bin plötzlich viel ruhiger und gelassener, als hätten alle Sorgen meinen Geist verlassen«, sagt Tom. »Meine Socken sind ganz warm.«

»So fühlt es sich an, im Moment zu sein, Tom. Genau jetzt liegen Sie auf einer Massagebank und lernen, wie man sich entspannt und heil wird. Dieser Moment hat nichts mit Ihrer Arbeit zu tun. Wenn Sie die Arbeit aus Ihrem Kopf bekommen und nur ein paar Minuten lang wirklich präsent sein können, erhöhen Sie Ihr Achtsamkeitsniveau und erlauben Ihrem Körper, heilende Energie aus der Erde aufzunehmen.«

Die Achtsamkeit erhöhen

Zehn Minuten vergehen in Stille. Tom ist in der Lage, sich keine Sorgen zu machen und ganz der Seligkeit und Freiheit hinzugeben, die das mit sich bringt. Dann öffnet er die Augen. »Was meinen Sie mit erhöhter Achtsamkeit?«

»Gute Frage. Wenn Sie über Dinge nachdenken, die noch passieren werden oder schon passiert sind, schränken Sie Ihre Achtsamkeit für das ein, was in der Gegenwart geschieht. Wenn Sie Ihr Bewusstsein in der Gegenwart erweitern, können Sie klügere Entscheidungen treffen.«

Ich werfe einen intuitiven Blick auf Toms Sorgen bezüglich seiner Arbeit und der Unterstützung seiner Familie. Wenn ich mir seine aktuelle Situation anschaue, sehe ich, dass es das Beste für ihn wäre, seinen Job aufzugeben oder zumindest Teilzeit zu arbeiten. Ich sehe, dass er sich das finanziell durchaus leisten könnte, weil er entweder sein Zuhause verkleinert oder seine Hypothek abbezahlt hat. Tom ist verantwortungsvoll mit seinen Finanzen umgegangen, seine Frau ist ebenfalls berufstätig und ihre Kinder sind erwachsen. Die Sorgen, die er sich um den Unterhalt seiner Familie macht, beruhen nicht auf Tatsachen. Angesichts seiner lebensbedrohlichen Krankheit kann ich mir keine bessere Zeit als jetzt vorstellen, um eine längere Auszeit von der Arbeit zu nehmen oder die Arbeitszeit erheblich zu reduzieren.

All das erkläre ich Tom, und er schaut mich mit weit offenen Augen an, als sei er ein wenig geschockt. »Sie sind gut.«

Lachend sage ich: »Das ist mein Job. Aber keine Angst, ich kann nicht sehen, wie viel Geld Sie auf der Bank haben, und Ihre Kontonummern bleiben mir auch verborgen.«

Weil ich weiß, dass noch mehr Überzeugungsarbeit geleistet werden muss, bis Tom bereit ist, weniger zu arbeiten, versuche ich es mit einer anderen Taktik. »Wenn es Ihre Frau wäre, die krank ist, würden Sie wollen, dass sie weiterarbeitet?«

Tom verengt die Augen zu schmalen Schlitzen und sagt entschieden: »Nein, absolut nicht!«

»Annehmen zu lernen spielt eine sehr wichtige Rolle im Heilungsprozess«, erkläre ich. »Es ist leichter, gesunde Entscheidungen für diejenigen zu treffen, die wir lieben, als für uns selbst. Wenn Sie sich in Zukunft nicht sicher sind, ob Sie die richtige Wahl treffen, tun Sie einfach so, als sei Ihre Situation ein Problem für jemanden, den Sie lieben. Die gesündeste Antwort wird folgen.«

Es ist jetzt fünf Jahre her, seit Tom meine Praxis zum ersten Mal betreten hat. Kurz danach hatte er eine Operation – die seine Schmerzen deutlich verminderte – und trägt jetzt einen Kolostomiebeutel. Tom arbeitet nicht mehr Vollzeit als Gutachter, sondern nur noch Teilzeit von zu Hause aus. Mich konsultiert er etwa alle achtzehn Monate, wenn die Dinge kompliziert werden. Ich helfe ihm, sein Leben zu steuern und anstehende medizinische Entscheidungen zu treffen, denn er hat immer noch Krebs.

Ich habe Tom zuletzt vor ein paar Monaten gesehen, und zwar nach einer lebensrettenden Prozedur, in der ihm mit Hilfe von Lasertechnologie ein Tumor in Hüftnähe entfernt worden war. Die Operation war erfolgreich, hatte aber eine Nebenwirkung namens »Fallfuß« – die Unfähigkeit, den Vorderfuß anzuheben. In Toms Fall war sie durch eine Nervenschädigung hervorgerufen worden. Mit meinen Händen arbeitete ich energetisch an seinem Kopf, um die Nerven im Fuß zu stimulieren, und sofort spürte er dort etwas.

An dem Tag weinte Tom. Als er schluchzte, wurde mir klar, dass dies eines der schönsten Dinge war, die ich je miterlebt hatte. Tom hat in den ganzen letzten fünf Jahren daran gearbeitet, seine Emotionen zu fühlen, und was mich am meisten beeindruckt, ist, dass Tom genau merkt, wann er *nicht* fühlt. Er muss sich nur sicher genug sein, um fühlen zu können. Glücklicherweise konnte Tom während seiner abenteuerlichen Reise in die Welt der gefühlten Emotionen mit den Mitgliedern seiner Familie lachen und spielen. Ich wünsche ihm noch viele glückliche Jahre mit ihnen!

• • •

DIE ERDE IST UNSERE HEIMAT

Es gibt viele Gründe, warum wir auf der Erde leben. Einer ist zu lernen, wie wir erfolgreich in dieser physischen Wirklichkeit existieren können. Unser wunderbarer Planet fühlt sich für mich sehr weiblich und nährend an. Genau wie eine Mutter, die ihrem Kind Liebe gibt, verteilt die Erde ihre Gaben gern und großzügig an alle, die auf ihr leben. Ich glaube, dass sie auch Emotionen und eine Seele hat und danach strebt, ihr eigenes einzigartiges Universum ins Gleichgewicht zu bringen. Wie jeder von uns lernt, Verantwortung für seine eigene Gesundheit zu übernehmen, lernen wir auch, dass wir für die Gesundheit unseres Planeten verantwortlich sind. Menschliche Wesen können ohne Erdenergie nicht gut leben und die Erde kann ohne die mitfühlende Fürsorge menschlicher Wesen nicht gut leben. In all ihrer Schönheit und mit all ihren Problemen ist die Erde ein einzigartiger Ort für die Entwicklung unserer Seelen. Und wir sind gemeinsam hier.

Übungen für das erste Chakra

Die folgenden Übungen sind für das erste Chakra und alle Organe und Systeme, die es steuert. Sie werden Ihnen helfen, unverzichtbare Lebensenergie aus der Erde in Ihren Körper strömen zu lassen. Stellen Sie mit dem Quiz zur Evaluierung des ersten Chakras zunächst fest, wie geerdet Sie sind.

Quiz: Evaluierung des ersten Chakras

Stellen Sie sich die folgenden Fragen um herauszufinden, wie geerdet Sie sind:

	Ja	Nein
Mögen Sie Ihren Körper und sind Sie mit Ihrem Aussehen zufrieden?		
Können Sie gut annehmen; erlauben Sie anderen, Ihnen etwas zurückzugeben?		
Fühlen Sie sich in Ihrer Familie, Ihrer Gemeinschaft und an Ihrem Arbeitsplatz sicher?		
Fühlen Sie sich unter der politischen Regierung des Landes, in dem Sie leben, sicher?		
Haben Sie das Gefühl, dass es der Erde gut geht und hier alles reichlich zur Verfügung steht?		
Nehmen Sie sich im Laufe des Tages Zeit, um Ihre Emotionen zu fühlen?		

Wenn Sie vier oder fünf dieser Fragen mit ja beantwortet haben, sind Sie sehr gut geerdet und erlauben Ihrem Körper, von der Erdenergie ernährt zu werden. Wenn Sie drei oder weniger Fragen mit ja beantwortet haben, heißt das, dass Sie Ihre Fähigkeit, Erdenergie in Ihren Körper aufzunehmen, durchaus verbessern können. Probieren Sie die folgenden Übungen aus, um Ihre Erdung zu verbessern.

Erden in einer Minute

Meine Lieblingsübung zum Erden kann überall in nur einer Minute gemacht werden. Sie stammt aus der Tradition der nordamerikanischen Indianer.

1. Ziehen Sie die Schuhe aus.
2. Stapfen Sie barfuß in Ihrem Haus oder im Freien herum (im Freien ist es am besten).
3. Ballen Sie die Hände zu Fäusten.
4. Boxen Sie mit den Fäusten in Richtung Erde, während Sie herumstapfen.
5. Sprechen Sie beim Herumstapfen den folgenden Satz laut aus: »Ich verdiene es, hier zu sein und ich lebe hier in Freude!«
6. Stapfen Sie jeden Tag eine Minute lang so herum.

Während Sie herumstapfen, aktivieren die Nebenchakras an Ihren Fußsohlen Ihre energetischen Wurzeln. Sie spüren vielleicht ein Kribbeln in den unteren Extremitäten oder haben ein schweres Gefühl in den Beinen, wenn Sie anfangen, Erdenergie in Ihren Körper zu ziehen.

• • •

Diese Übung ist großartig für Kinder, die ADS, ADHS oder Einschlafschwierigkeiten haben. Sie müssen den oben unter Punkt 5 angegebenen Satz nicht wiederholen, während sie mit den Füßen auf den Boden stampfen. Kinder mit Einschlafschwierigkeiten machen diese Übung am besten kurz bevor sie zu Bett gehen. Mehr Informationen finden Sie auf Seite 39.

Erden durch Visualisieren

Kreatives Visualisieren ist eine andere Möglichkeit, sich mit Energie aufzuladen und auf diese Weise sicherzustellen, dass Sie anschließend wieder besser mit der Erde verbunden sind. Diese Übung dauert zehn Minuten.

1. Setzen Sie sich auf einen bequemen Stuhl.
2. Stellen Sie die Füße flach auf den Boden.
3. Legen Sie die Hände mit den Handflächen nach oben in den Schoß.
4. Schließen Sie die Augen und atmen Sie mehrmals tief durch.
5. Stellen Sie sich vor, dass Sie ruhige und friedliche Energie ein- und Stress und Angst ausatmen.
6. Atmen Sie etwa fünf Minuten oder bis Sie sich entspannt fühlen ganz ruhig.
7. Lenken Sie Ihre Aufmerksamkeit in Ihre Fußsohlen und visualisieren Sie mehrere kleine Chakras direkt unter der Haut. (Denken Sie daran, dass Chakras wie kleine Kegel aussehen, deren Spitze tief in den Körper gerichtet ist, während die breitere Basis direkt unter der Haut liegt.)
8. Visualisieren Sie die kleinen Chakras, die sich in Ihren Füßen drehen.
9. Konzentrieren Sie sich darauf, die sich in Ihren Füßen drehenden Chakras zu spüren oder wahrzunehmen.
10. Sobald Sie sich mit Ihren Füßen verbunden fühlen, stellen Sie sich möglichst lebhaft vor, wie Wurzeln aus den kleinen Chakra-Kegeln wachsen.
11. Visualisieren Sie die Wurzeln, die aus Ihren Füßen wachsen.
12. Visualisieren Sie, wie die Wurzeln in den Boden unter Ihrem Stuhl wachsen.

13. Visualisieren Sie, wie die Wurzeln durch das Fundament des Gebäudes, in dem Sie sich aufhalten, in die Erde wachsen.

14. Stellen Sie sich vor, dass Ihre Wurzeln Tausende von Kilometer tief in die Erde wachsen, durch Berge und Meere, bis sie am Erdkern angekommen sind.

15. Erlauben Sie Ihren Wurzeln, sich horizontal auszubreiten, während Sie im Erdkern verwurzelt bleiben.

16. Stellen Sie sich vor, wie sich Ihre Wurzeln verändern. Statt immer weiter nach unten zu wachsen, schalten sie jetzt auf Empfangen um.

17. Fangen Sie an, Erdenergie in Ihre Wurzeln zu ziehen.

18. Ziehen Sie weiterhin Erdenergie durch Tausende von Kilometer lange Wurzeln in Ihren Körper.

3

DAS ZWEITE CHAKRA

Leidenschaftlich werden

»Ich dachte schon, ich könne aufhören, ein Baby haben zu wollen, aber das kann ich nicht«, sagt Dauri. Die neununddreißigjährige Lehrerin hat sich seit unserer ersten Sitzung vier künstlichen Besamungen unterzogen. Alle sind erfolglos geblieben. Letzte Woche, unmittelbar vor ihrer zweiten Sitzung bei mir, sagte ihr Arzt die fünfte Behandlung kurz vor dem dafür vorgesehenen Termin ab. Er teilte Dauri mit, dass ihr Uterus nicht auf die Hormontherapie anspreche, womit ein Erfolg der Behandlung praktisch ausgeschlossen sei.

Ich nehme mir eine Auszeit von ihrer Traurigkeit und konzentriere meinen Blick ganz auf meine Hände, um Einsichten zu gewinnen. Meine Hände liegen auf Dauris gestreifter Bluse, genau unter ihrem Bauchnabel. Ich fühle mich zwar physisch von ihnen getrennt, aber dennoch rasen meine Emotionen mit Dauris Gefühlen der Enttäuschung und Trauer um die Wette. Ihre Angst erfüllt ihre Aura, ergießt sich in meine und schreit: »Ich werde nie ein Kind in meinem Bauch tragen!«

Obwohl sie todunglücklich ist, ist die Tatsache, dass Dauri ihre Emotionen fühlt, eine enorme Verbesserung gegenüber ihrem ersten Besuch. Als ich sie vor sechs Monaten kennengelernt habe, war ich sofort neugierig auf ihr zweites Chakra, das im Unterbauch sitzt. Während sie ein paar Zentimeter von mir entfernt in einem cremefarbenen Ledersessel in meinem Wartezimmer saß, pulsten dunkelgraue Energiestöße wie eine Zielsucheinrichtung aus ihren Unterbauch auf ihr Ziel – mich – zu. Ihr zweites Chakra rief nach mir, hoffte auf Hilfe von mir. Als wir uns das erste Mal trafen, wusste ich noch nicht, was das Problem war. Als ich schließlich ihren Unterbauch berührte, nahm ich eine Art starren Behälter in ihrem Becken wahr. Ich verband mich damit und landete in einem Haufen Groll. Der Groll war unverhohlen und offensichtlich und seine Energie ließ die Wände meiner Praxis pochen wie verrückt gewordene Trommeln. Wie hatte ich diese Wut verfehlen können? Sie war so stark, dass ich Dauri gar nicht berühren musste, um sie zu entdecken. Dann erkannte ich, dass der energetische Behälter mich daran gehindert hatte, sie wahrzunehmen. Wie viele Frauen hatte auch Dauri ihren Ärger unterdrückt. Ihre Wut füllte ihre gesamte Beckenhöhle aus. Meine Aufmerksamkeit driftete von dem Behälter zu einem Bild im Zentrum von Dauris Bauch. Es war das Bild einer Frau, von der ich intuitiv wusste, dass es ihre Mutter war.

• • •

Das pikante Chakra

Das zweite Chakra reagiert auf all Ihre wilden, wunderbaren und schwierigen Emotionen: Ihre persönlichen Gefühle sich selbst und Ihren Leidenschaften – Karriere, Finanzen, Kreativität und Beziehungen (sowohl Freundschaften als auch Partnerschaften) – gegenüber. Deswegen bezeichne ich das zweite Chakra als das pikante oder saftige Chakra. Vieles von dem, wonach wir uns sehnen und worüber wir uns Sorgen machen, steht in direkter Verbindung mit dem zweiten Chakra. Ob Sie es glauben oder nicht, die meisten Menschen empfinden sehr wenig Leidenschaft – die ich als ein tiefes Verlangen definiere, etwas zu tun oder Teil von etwas zu sein, das ihnen Inspiration oder Glück schenkt oder einfach nur Spaß macht.

Unterdrückte Wut und Schuld sind die beiden wichtigsten Emotionen, welche die Leidenschaft im zweiten Chakra blockieren. Typischerweise unterdrücken Frauen ihre Wut und Männer ihre Schuldgefühle. Beide Arten von Unterdrückung können gesundheitliche Probleme im unteren Rücken, in den Nieren, den Nebennieren, im Blinddarm, in der Blase sowie in den Fortpflanzungsorganen und ihren Drüsen verursachen. Deswegen ist das zweite Chakra das emotionale Antwortzentrum.

Das zweite Chakra ist strahlend orangefarben und liegt im Unterleib direkt unter dem Bauchnabel. Wenn es sich dreht, schickt es Energie durch die Fortpflanzungsorgane, die Nieren, die Nebennieren, die Blase, den Blinddarm und den unteren Rücken. Anders als das erste und das siebte Chakra haben die Chakras zwei bis sechs jeweils zwei Kegel (Partner), einen auf der Vorder- und einen auf der Rückseite des Körpers. (Das erste und das siebte Chakra werden als eigene Partner betrachtet.) Die Paare liegen einander in einer Hochsäule entlang der Wirbelsäule gegenüber. Der Partner des zweiten Chakras ist in der Lendenregion der Wirbelsäule lokalisiert.

Die Chakra-Kegel, die entlang Ihres Rückens liegen, repräsentieren Ihren Willen. »Wille« bezieht sich auf unser bewusstes und manchmal unbewusstes Handeln und Denken, auf unsere Absichten und Ziele. Wir können Einfluss auf unser Leben nehmen, indem wir unseren Willen einsetzen. Oder wir können beiseitetreten und den Willen des Göttlichen in unser Leben fließen lassen, der uns mit unserem höchsten Wohl in Einklang bringt. Wenn wir unseren Willen einsetzen, um andere zu kontrollieren oder uns selbst zurückzuhalten, tun wir dies aus Angst. Wir glauben vielleicht, dass wir Angst vor Krankheit, Armut, Einsamkeit oder Verbrechen haben, aber am meisten fürchten wir unsere Macht: die unbegrenzte Macht, über die wir alle verfügen. Diese Macht unterscheidet sich grundsätzlich von der Macht, mit der Regierungen, das Militär und die Banken die Welt beherrschen wollen. Diese grenzenlose Macht ist mitfühlend und durchdrungen von unendlicher Liebe für alles, was im Universum existiert.

ÜBUNG FÜR EINEN GESÜNDEREN RÜCKEN

Rückenprobleme haben etwas damit zu tun, dass man etwas mit aller Gewalt geschehen lassen will. Um einen gesunden Energiefluss in der Wirbelsäule herzustellen, können Sie versuchen, das folgende Mantra mehrmals am Tag zu wiederholen: *Ich kapituliere, Ich kapituliere, Ich kapituliere ...* Viele meiner Klienten haben Linderung ihrer Rückenschmerzen und anderer, mit der Wirbelsäule verbundener Beschwerden erfahren, indem sie immer wieder diesen einfachen Satz gesagt haben.

• • •

Emotionen fühlen

Während ihrer ersten Sitzung hatte Dauri keine Ahnung, dass sie unterdrückte Wut in ihrem Becken festhielt. Ich erzählte ihr davon und gab ihr Übungen, die ihr helfen sollten, diese Wut loszulassen. Ich hoffte, dass auch der Behälter irgendwann ihren Körper verlassen würde. Dies wäre nämlich ein Zeichen für ihren Wunsch, Emotionen im Moment des Entstehens zu fühlen, statt sie im Körper zu speichern. Ich fürchtete, dies würde für Dauri schwierig werden, weil sie, wie etwa 15 Prozent meiner Klienten, nicht spürt, wie sich die Energie durch ihren Körper bewegt. Deshalb fällt es ihr schwer, stagnierende Energie als solche zu erkennen, und sie sieht auch keine Notwendigkeit, die von mir verschriebenen Energieübungen zu machen.

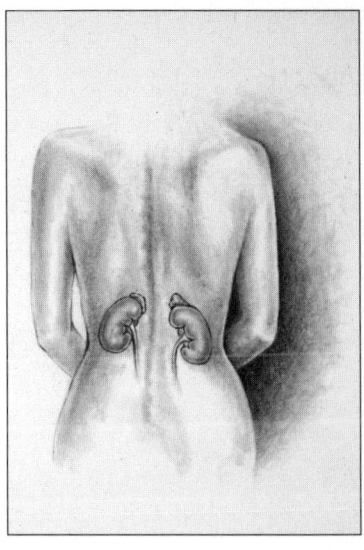

Abbildung 4: Der rückwärtige Partner des zweiten Chakras liegt in der Nähe der Nieren, und die wiederum liegen unmittelbar unter den Nebennieren. Diese Organe funktionieren gut, wenn wir ein glückliches Leben führen.

Dauri hatte früher viele der üblichen Symptome für im Becken unterdrückten Ärger gehabt, darunter eine schmerzhafte Menstruation und Wucherungen im Uterus. Ein paar Jahre bevor wir uns kennenlernten, waren diese Wucherungen operativ entfernt worden. Sie hatte keine Ahnung, dass die Probleme, die sie mit ihren Fortpflanzungsorganen gehabt hatte, in dem Moment wieder an die Oberfläche kommen würden, als sie und ihre Partnerin, Kim, beschlossen hatten, ein Baby zu bekommen.

Kim ist neun Jahre jünger als Dauri, eine große, athletische Massagetherapeutin mit privater Praxis. Kennengelernt haben sich Dauri und Kim im pazifischen Nordwesten, aber aufgewachsen sind beide im tiefsten Süden. Kim hatte nie den Wunsch gehabt, ein eigenes Kind auszutragen, und ihr Arzt hatte zu bedenken gegeben, dass Dauri eventuell mit Unfruchtbarkeit und Frühwehen rechnen müsse sowie mit dem Risiko, ein behindertes Kind zur Welt zu bringen, weil sie bereits in ihren späten fruchtbaren Jahren war. Nachdem sie diese Informationen abgewogen hatten, beschloss das Paar, dass eine Adoption die beste Lösung sei.

Während ihrer ersten Befragung in der staatlichen Adoptionsvermittlungsstelle überraschte die Sozialarbeiterin Dauri und Kim mit den Worten: »Ich finde, Sie sollten versuchen, ein eigenes Kind zu bekommen.« Dauri schwört, dass sie der Sozialarbeiterin zu keinem Zeitpunkt etwas über ihren Wunsch, schwanger zu werden, erzählt hat. Sie verstanden die Worte der Sozialarbeiterin als Zeichen.

Heute erlebt Dauri Trauer. Und obwohl es schmerzlich ist, Trauer zu fühlen, bin ich froh zu sehen, dass sie auf dem richtigen Weg ist. Unterdrückte Wut kann wie eine Decke sein, die andere Emotionen, wie Kummer und Trauer, erstickt – Emotionen, die üblicherweise eine größere Herausforderung darstellen. Wenn die Wut aus dem Körper verschwindet, folgen die herausfordernden Emotionen auf dem Fuße.

Als ich in ihre Beckenhöhle starre, sehe ich ihre Mutter im Zentrum von Dauris Fortpflanzungsorganen – genau wie bei unserer ersten Sitzung. Weil ich mich nicht immer an alle Details früherer Sitzungen erinnern kann, beschreibe ich die Frau, um hinsichtlich ihrer Identität sicherzugehen.

»Dauri, in Ihrem zweiten Chakra ist eine Frau und ich glaube, es ist Ihre Mutter. Ist Ihre Mutter etwa ein Meter sechzig, mittleres Gewicht mit schönen blauen Augen und weichen grau-blonden Haaren?«

»Ja.«

Unmittelbar nachdem Dauri gesprochen hat, höre ich einen lauten Knall in meinem Kopf, der wie Donnergrollen klingt. Dieses laute Rumpeln steht für die Schwierigkeit dieser Mutter-Tochter-Beziehung, die vermutlich einer der Hauptgründe dafür ist, dass Dauri Probleme mit dem Schwanger werden hat.

»Dauri, ich weiß, dass Sie im Moment sehr traurig sind, aber ich möchte Ihnen mitteilen, dass sich die Energieübung, die Sie seit unserer ersten Sitzung gemacht haben, bereits auszahlt.«

Dauri lächelt schwach, ein gewisses Maß an Hoffnung zeigt sich in ihrem Gesicht. »Obwohl ich am Boden zerstört bin, weil wir mit den künstlichen Besamungen gescheitert sind«, sagt sie, »habe ich meinen Wunsch, schwanger zu werden, in einem langen Gespräch mit Kim neu bewertet. Wir haben auch einen Heilpraktiker aufgesucht, der mir geholfen hat, meinen Hormonhaushalt ins Gleichgewicht zu bringen. Und wir haben beschlossen, es noch einmal zu versuchen, indem wir positiv denken und Energiearbeit machen.«

»Super«, sage ich. »Ich bin überglücklich, dass ich Ihnen bei der Energiearbeit helfen und außerdem dazu beitragen kann, dass Sie und Kim positiv über Ihre künftige Familie denken und fühlen. Zunächst müssen wir so viel von der in Ihrer Beckenhöhle angestauten Wut befreien, wie wir nur können. Sie blockieren unbewusst Ihre Fähigkeit, schwanger zu werden, weil Sie immer noch wütend auf Ihre Mutter sind und fürchten, Ihr eigenes Kind so zu erziehen, wie Ihre Mutter Sie erzogen hat.«

»Ja, das ist wohl wahr. Ich weiß, dass ich immer noch sauer auf meine Mutter bin, aber auch fürchte, selbst so zu sein wie sie.«

Als ich Dauri frage, welche Art von Beziehung sie zu ihrer Mutter hat, bricht sie in Tränen aus und sagt, dass sie sich die größte Mühe gibt, nicht daran zu denken. Ich erkläre ihr, dass sie, indem sie sich die größte Mühe gibt, nicht daran zu denken, nichts anderes tut, als ihre Wut zu unterdrücken. Wenn wir gemeinsam daran arbeiten, sie loszulassen, sage ich ihr, haben ihre Fortpflanzungsorgane eine Chance auf Heilung.

Dauri atmet tief durch und seufzt, während ihr eine kleine Träne über die rechte Wange läuft. »Ich bin sehr wütend, weil sie mich nicht versteht und ich nicht kapiere warum. Ich bin ihre Tochter und ein guter Mensch, aber ich bin nicht wie sie. Sie ist eine echte Südstaatlerin, und ich bin das nicht. Ich frage mich manchmal, ob wir besser miteinander auskommen würden, wenn ich mehr wie sie wäre.«

»Gut, das sind die Gefühle, die Sie fühlen und loslassen müssen.«

Ich bohre ein wenig nach und finde heraus, dass sich die Kluft zwischen Mutter und Tochter schon durch Dauris ganzes Leben zieht. Ihre Mutter hatte immer Wert darauf gelegt, dass Dauri die Dinge genau so machte, wie sie – ihre Mutter – es für richtig hielt, was vermuten lässt, dass sie Probleme mit Kontrolle hatte.

»Ich weiß, es ist schwer, Dauri, aber wir alle müssen lernen, dass wir einen freien Willen haben. Zu wissen, dass Sie vielleicht einige Charakterzüge von Ihrer Mutter geerbt haben, macht Sie wacher für Ihre eigenen und gibt Ihnen Gelegenheit, sich anders zu verhalten als Ihre Mutter. Haben Sie schon einmal daran gedacht, dass

Sie Ihrer Mutter bezüglich ihrer Kontrollthemen eine gute Lehrerin sein könnten?«

Die Schwingung des Wortes *Lehrerin* hallt durch meinen Behandlungsraum und beginnt etwas von Dauris unterdrückter Wut näher an die Oberfläche ihres Unterleibs zu verschieben, wo es dann als blasstrübe Rauchwolke aus ihrem Körper ausgeschieden wird.

Dauri schaut verblüfft. Sie öffnet die Augen und schaut in meine. »Nein«, sagt sie. »Was meinen Sie damit?«

»Nun, Dauri, ich glaube, dass wir hier auf der Erde sind, um aus vielen Gründen zu erfahren, was es heißt, ein Mensch zu sein. Hauptsächlich geht es darum, Erkenntnisse zu gewinnen, sodass wir unsere Wahrnehmung verändern und unser Bewusstseinsniveau anheben können. Kinder kommen ganz frisch von der Schöpfung und sind daher unsere besten Lehrer. Sie bieten ihren Eltern viele Möglichkeiten zu wachsen. Selbst die dysfunktionalsten Familien bieten enorme Wachstumsmöglichkeiten.«

Schockiert zieht Dauri die Augenbrauen zusammen. »Wollen Sie sagen, dass die Schwierigkeiten, die ich mit meiner Mutter habe, einen Zweck erfüllen?«

»Ja, Sie und ich wissen, dass Sie beide besser miteinander auskommen, wenn Ihre Mutter Sie so akzeptiert, wie Sie sind. Das gibt ihr die Möglichkeit zu lernen, dass man andere nicht kontrollieren muss. Und Ihre Abneigung gegen das beeinflussende Wesen Ihrer Mutter, gibt Ihnen die Möglichkeit zu lernen, dass man sich auch anders verhalten kann. Letztendlich sind wir alle Lehrer füreinander.«

Unser Gespräch hilft Dauri, einen friedvollen Ort in ihrem Innern zu erreichen. Warme Energie lässt ein Lächeln auf mein Gesicht treten und verstärkt die echte Liebe, die nun unser beider Auren durchdringt. Die Schwingungen einer tiefen Wahrheit füllen den ganzen Raum und Dauris Energiesystem mit Liebe und geben ihr einen flüchtigen Einblick in ihre persönlichen Lektionen. Ihr Körper lässt mich wissen, dass sie erstaunt ist. Also frage ich sie, was sie empfindet.

»Es ist unglaublich – mein ganzer Körper kribbelt. Ich spüre so viel Liebe in meiner Brust. Dieses Gefühl soll nie wieder weggehen.«

Ich bin ein paar Minuten still, weil ich möchte, dass Dauri so lange wie möglich in diesem natürlichen Zustand bleiben kann. Nach einer Weile sage ich: »Dauri, spüren Sie, welche Lektion über den Umgang mit Ihrer Mutter Sie vielleicht lernen wollen?«

»Ja! Ich sehe da tatsächlich etwas. Ich erinnere mich an Szenen aus meiner Kindheit und bin glücklich. Trotz allem, was sich angefühlt hat, als verurteile meine Mutter mich, sehe ich jetzt, dass sie mir auch grünes Licht gegeben hat, eine unabhängige Frau zu sein. Ich spüre, wie sehr sie mich liebt, und jetzt, in diesem Moment weiß ich, dass unser Kind Kims und meine Familie näher zusammenbringen wird.«

»Sehen Sie etwas Bestimmtes, Dauri?«

»Ja, ich bin drei Jahre alt und schaukle in einem Park, den ich ganz vergessen hatte. Es ist Frühling und der Löwenzahn blüht auf der Wiese. Ich erinnere mich, dass ich diese fröhlichen gelben Blumen wirklich gern mochte. Meine Mutter gibt mir Schwung und ich will, dass sie mich immer höher schubst. Sie lächelt und sagt mir, wie mutig ich bin, während sie mir noch mehr Schwung gibt und ich immer höher fliege. Es kommt mir vor, als könne ich ihre Gedanken lesen. Sie achtet auf meine Sicherheit. Ist mein Po richtig auf dem Schaukelbrett? Und wenn ich runterfallen würde, wo würde ich aufschlagen? Gleichzeitig möchte sie nicht, dass ich Angst habe. Sie möchte, dass ich mich frei fühle.«

»Gratuliere, Dauri, Sie erleben die Freude. Jetzt haben Sie die Wahl. Sie können weiterhin die alten Gefühle pflegen, die Sie in

Bezug auf das Verhältnis zu Ihrer Mutter haben, oder Sie entscheiden sich für die neuen Gefühle, die Sie in diesem Moment entdeckt haben.«

• • •

Kundalini-Energie

Alles im Leben ist mit einem leidenschaftlichen Gefühl verbunden, welches in Form von Farbe, Licht, Geruch, Textur, Klang und Geschmack als eine Art orgiastische Energie ausgestrahlt wird. Wenn wir unseren Sinnen erlauben, unser Universum als schwingend und pulsierend wahrzunehmen, aktivieren wir Lust und Vergnügen und stimulieren die schlafend in der Beckenhöhle liegende Energie. Diese Energie wird Kundalini genannt.

Kundalini-Energie tritt am vorderen Kegel des zweiten Chakras aus dem Becken aus. Wenn sie aus ihrem Schlummer geweckt wird, stimuliert sie die Beckenhöhle und rüttelt die Freude auf. Dann wendet sie sich zur Rückseite des zweiten Chakras und beginnt, sich durch die Wirbelsäule nach oben zu bewegen. In einem neonblauen, achtförmigen Muster windet sie sich von Wirbel zu Wirbel nach oben, bis sie den Okzipitalwulst erreicht, eine kleine Erhöhung am Hinterkopf. Dann dringt die Kundalini-Energie ins Gehirn ein und regt die Hirnanhangsdrüse, die Zirbeldrüse und den Hypothalamus an. Das Anregen dieser Drüsen weckt das innere Wissen und die Einsicht, die in jedem menschlichen Wesen vorhanden ist. Einsicht oder Erkenntnis macht es uns möglich, uns der allen Dingen innewohnenden Schönheit bewusst zu werden.

• • •

»Dauri, ich bin so beeindruckt von Ihrer heutigen Arbeit, auch von dem, was Sie zwischen unseren Sitzungen gemacht haben. Ich bin überzeugt, dass Sie jetzt ein neues Wesen in Ihrem Leben haben, von dem Sie lernen können.«

Dauri lächelt mit Tränen in den Augen und sagt: »Das hoffe ich.«

Bevor Dauri meinen Praxis verlässt, bitte ich sie, Kim zu fragen, ob sie sich vorstellen kann, ebenfalls zu einer Sitzung zu kommen, denn sie ist ein gleichwertiger Teilnehmer, wenn es darum geht, den Wunsch des Paares in die Tat umzusetzen.

In der folgenden Woche kommt Kim. Ich habe sie vor vielen Jahren bei einem Wellness Event kennengelernt. Da wir miteinander vertraut sind, kommen wir gleich zur Sache.

»Marie, ich weiß einfach nicht, was ich von dieser ganzen Babysache halten soll«, sagt sie. »Die Prozeduren sind teuer und bis jetzt hat noch keine davon funktioniert. Ich liebe Dauri und hätte auch gern ein Baby, aber ich habe auch das Gefühl, dass ein Baby unser beider Leben komplizierter macht.«

Kim sitzt nervös auf ihrem Stuhl und schwankt mit den Knien leicht von einer Seite zur anderen. Ich bin nicht sicher, ob sie sich mit mir an den Besprechungstisch setzen oder lieber bleiben möchte, wo sie jetzt sitzt. Sie trägt immer noch mehrere Schichten Straßenkleidung. Ihre Aura ist düster und verschwommen, und ihr zweites Chakra zieht sich tief in ihr Becken zurück, was mich wissen lässt, dass sie nicht die ganze Geschichte erzählt – nicht weil sie lügt, sondern weil sie ihr selbst noch nicht bewusst ist.

»Sie haben recht, Babys machen eine Menge Arbeit, aber das wissen Sie ja schon. Was halten Sie noch für kompliziert am Elternsein?«, frage ich und klopfe auf den Tisch, um deutlich zu machen, dass ich bereit bin. Kim schürzt mit besorgter Miene die Lippen, steht auf und zieht ihre Jacke aus.

»Ich glaube, die größte Herausforderung besteht für mich darin, dass nun jeder ganz genau weiß, dass Dauri und ich ein lesbisches Paar sind«, sagt Kim und lehnt sich dabei über den Tisch.

»Ist das ein Problem?«

»Eigentlich nicht. Ich mache keinen Hehl daraus, dass ich lesbisch bin, und meine Eltern haben absolut nichts gegen meinen Lebensstil. Aber wenn wir ein Kind haben, wissen alle, nicht nur unser Familien- und Freundeskreis, dass ich lesbisch bin.«

»Ist das ein Problem?«

»Ja, ich denke, es ist eines für mich.« Auf Kims Wangen zeigt sich eine leichte Rottönung.

Ich lege beide Hände auf Kims Bauch und schicke tröstendes Licht in den unteren Bereich, das ihr helfen soll, sich mit ihrer Verlegenheit wohlzufühlen. Das Licht lädt ihr zweites Chakra ein, sich zu bewegen. Es schwebt auf meine Hände zu, nimmt kurz wieder eine normale Position ein und schwebt dann wieder weg. Das Chakra wiederholt diese Bewegung mehrmals wie eine Welle, die auf mich zukommt und wieder von mir wegrollt.

»Ihre Gefühle sind ganz normal, Kim. Niemand möchte von Fremden im Supermarkt angestarrt oder wegen seines Lebensstils infrage gestellt werden. Im Moment hilft Ihnen das Fühlen Ihrer Verlegenheit allerdings bei Ihrer Heilung.«

»Ich hasse dieses Gefühl. Es ist so unbequem.«

»Ich weiß. So geht es uns allen. Aber indem wir unsere Emotionen nicht fühlen, halten wir sie in unserem Körper fest, wo sie unsere Wahrnehmung einschränken. Ich wette, es ist Ihnen bisher nicht wirklich gelungen, eine positive Einstellung dazu zu entwickeln, ein Kind mit Dauri zu haben.«

»Das stimmt. Es war wirklich schwer für mich. Ich möchte gern, aber wie es aussieht, kann ich mich mit dem Gedanken, ein Baby zu haben, nicht anfreunden.«

»Kein Wunder, Kim. Sie haben Angst, Menschen außerhalb Ihres Unterstützerkreises aus Freunden und Familienmitgliedern wissen zu lassen, wer Sie sind, und Sie schämen sich Ihrer Gefühle. Wie können Sie angesichts all dessen glücklich sein?«

Kims Atmung verlangsamt sich und geht in eine tiefe Bauchatmung über. Tränen laufen ihr über die Wangen, während sie die Scham loslässt und den Raum mit energetischen Schwaden aus alten, lang unterdrückten Gefühlen flutet. Ich lächle strahlend und danke ihr dafür, dass sie den Mut hatte, trotz ihrer schmerzlichen Gefühle präsent zu bleiben.

Nach einer Weile breche ich das Schweigen. »Kim, stellen wir uns einmal vor, dass Ihre Ängste nur sind, was sie sind, Ängste eben, und dass höchstwahrscheinlich etwas ganz anderes passiert, wenn Sie und Dauri für eine Erweiterung Ihrer Familie sorgen. Stellen wir uns also vor, dass Sie und Dauri ein Kind haben und mit ihm in der Öffentlichkeit sind, einkaufen, arbeiten oder von der Arbeit nach Hause kommen. Menschen bleiben stehen, um das Baby zu bewundern und zu liebkosen. Niemand fragt nach Ihrem Beziehungsstatus oder will wissen, ob und warum das Kind zwei Mütter hat. Das Gesicht eines Kindes zu sehen ist für gewöhnlich eine willkommene Einladung, ein wenig Aufhebens um dieses Kind zu machen und sich über ein neues Leben zu freuen.«

Die Spannungsfalten auf Kims Gesicht lösen sich in ein Kichern auf. »So habe ich es noch nie gesehen, aber Sie haben recht – die meisten Menschen lieben Babys.«

»Kim, die Zukunft kommt erst noch, und das, worauf Sie sich konzentrieren, ziehen Sie in Ihre Zukunft. Und wenn Sie sich darauf konzentrieren, glücklicher zu sein, werden Sie genau das bekommen. In jedem Moment haben Sie die Wahl, sich entweder zu freuen oder nicht.«

»Warum ist das so schwer umzusetzen?«

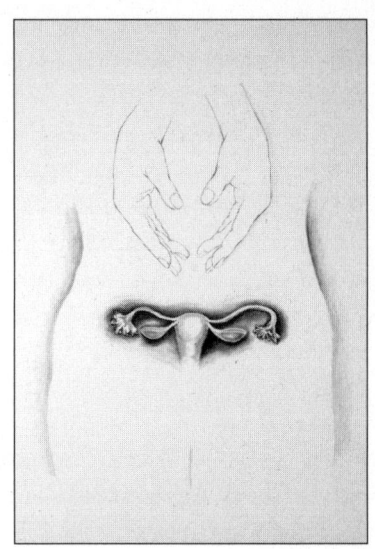

Abbildung 5: Das zweite Chakra reguliert die Gesundheit der Fortpflanzungsorgane, einschließlich des Uterus, der Eierstöcke und der Eileiter. Die Hände in dieser Zeichnung repräsentieren Kim und Dauri, die zusammenkommen, um ihre Familie zu gründen.

»Unsere Welt ist von negativem Denken geplagt. Die meisten Menschen tun sich schwer mit Veränderung und hängen am Vertrauten, auch wenn es ihnen nicht das gibt, was sie wirklich wollen. Wir wollen ein Bild kreieren und Gefühle erzeugen, die es Ihnen erlauben, sich auf das zu konzentrieren, was Sie wirklich möchten. Stellen Sie sich vor, dass Sie und Dauri die Familie Ihrer Träume gegründet haben und Sie alle sehr froh sind. Wie würden Sie sich fühlen, wenn Sie schon hätten, was Sie sich wünschen, und sich keine Sorgen oder heftigen Gedanken um die Lösung dieser schwierigen Probleme machen müssten?«

»Das wäre toll.«

»Wunderbar. Bei allem, was wir erschaffen wollen, müssen wir lediglich spüren, wie sich das Endergebnis anfühlen würde. Sorgen und Befürchtungen entstehen, wenn man sich auf die kleinen Details des Weges dorthin konzentriert. Sorgen und Befürchtungen schieben Ihre Wünsche beiseite und erzeugen nur noch mehr Bedenken. Werden Sie sich klar darüber, wie es sich anfühlen würde, ein Kind in Ihrem Leben zu haben, und geben Sie sich dann jeden Tag ein paar Minuten lang diesem Gefühl hin. Dann kommt das Baby auf die atemberaubendste Weise, die überhaupt möglich ist.«

»Wirklich, das ist alles? Muss ich nicht berücksichtigen, wie ich an Geld für die nächste Besamung komme oder wann Dauri sich dieser Prozedur erneut unterziehen sollte?«

»Nein.«

»Marie, das ist das absolute Gegenteil meiner üblichen Art zu denken.«

»Ich weiß, Kim. Aber wenn die Dinge am besten laufen, laufen sie wie von selbst, magisch, in einer Weise, die man sich nie hätte vorstellen können. Wenn Sie mit dem Überanalysieren und Planen, wie die Dinge sein sollten, aufhören, kommt Ihre Kreativität zum Zug und Sie lernen, jenen erstaunlichen Dingen zu vertrauen, die Ihnen auf dem Weg begegnen.«

Nach Kims Besuch bei mir, übten sie und Dauri sich täglich in der Pflege positiver Emotionen bei der Vorstellung, ein Baby in ihrer Familie willkommen zu heißen. Kurze Zeit später kamen sie auf die Idee, das zusätzliche Schlafzimmer in ihrer Wohnung auszuräumen, um Platz für das Baby zu schaffen. Beide stellten sich das Kinderzimmer frisch in fröhlichen Farben gestrichen und ausgestattet mit einer Wiege, Babykleidung, Spielzeug und anderen Dingen vor. Später erklärten sie übereinstimmend, durch das Ausräumen des Zimmers sei eine neue Idee geboren worden, die ihnen aus ihrer Zwickmühle geholfen habe.

Obwohl Kim selbst kein Baby austragen wollte, erkannte sie, dass sie nichts dagegen hatte, ihre Eier beizusteuern. Kims Eier waren jünger als die von Dauri und daher lebensfähiger. Außerdem ermöglichte ihr dieser Beitrag, sich direkt an der Schwangerschaft zu beteiligen. Dauri war begeistert.

Unmittelbar vor der geplanten Besamung erfuhr Dauri, dass ihre Großtante verstorben war. Sie hinterließ Dauri ein unerwartetes Erbe, das sie in Schuhschachteln unter ihrem Bett verstaut hatte. Mit diesem Geld konnten sie die neuerliche Behandlung bezahlen.

Nach dieser ersten Besamung von Kims Eiern wurde Dauri sofort schwanger. Ein paar Wochen später entdeckten sie, dass Dauri Zwillinge erwartete. Dauri brachte einen gesunden Jungen und ein gesundes Mädchen zur Welt. Sie sind mittlerweile sechs Jahre alt und sehen Kim beide sehr ähnlich.

● ● ●

Übungen für das zweite Chakra

Die folgenden Übungen sind für das zweite Chakra und alle Organe und Systeme, die es steuert. Sie helfen Ihnen, unverzichtbare Lebensenergie in Ihren Körper einfließen zu lassen, die Ihre Emotionen unterstützt und Ihnen ein glückliches und erfülltes Leben schenkt.

Bringen Sie Freude in Ihr Leben

Ich weiß, es ist schwer vorstellbar, dass etwas so Einfaches wie ein Gedanke zu einem Gefühl führt und dass dieses Gefühl konkrete Resultate erbringen kann. Das ist so, weil Gedanken Energie sind, genau wie alles im Universum. Wenn wir lernen, uns positiv auf authentische Wünsche zu konzentrieren und willens sind, in Bezug auf unsere Ängste umzudenken, ist alles möglich.

Anhand der folgenden sechs Fragen können Sie einschätzen, von wie viel Leidenschaft Ihr Leben gegenwärtig erfüllt ist. Nehmen Sie sich, bevor Sie die Fragen beantworten, ein paar Minuten Zeit, um sich zu zentrieren, damit Ihre Antworten ehrlich sind und aus der Tiefe Ihres Wesens kommen.

Schritt 1: Zentrieren

Zentrieren bedeutet, jede geschäftige Aktivität, wie Sorgen oder die Liste der täglichen Pflichten, die Sie vom gegenwärtigen Moment trennen, aus Ihrem denkenden Geist zu entfernen. Hier sind zwei Übungen zum Zentrieren, von denen Sie sich eine aussuchen können:

- Setzen Sie sich an einen ruhigen Ort und legen Sie die Hände in den Schoß, wobei die Handflächen zur Decke zeigen. Schließen Sie die Augen. Atmen Sie ein paar Minuten in langsamen, tiefen Atemzügen ein und aus, bis Sie merken, dass sich Ihr mentales Geplapper beruhigt hat.
- Stehen Sie mit den Beinen schulterbreit auseinander. Die Knie sind leicht gebeugt. Legen Sie die Hände in die Nähe Ihres Bauchnabels, wobei die Handflächen zum Körper zeigen und die Ellbogen ebenfalls gebeugt sind. Streichen Sie mit den Händen Ihren Körper entlang nach oben in Richtung Brust. Wenn Ihre Hände die Brust erreicht haben, bewegen Sie sie zuerst nach außen und vom Körper weg und dann wieder nach unten in Richtung Bauch. Sie atmen ein, wenn sich Ihre Hände nach oben in Richtung Brust bewegen, und wenn sie sich nach außen und vom Körper wegbewegen, atmen Sie aus. Setzen Sie diese Übung fort, bis Sie mentale Entspannung erreichen.

Schritt 2: Die eigene Freude bewerten

Wenn Sie zentriert sind, bewerten Sie die Freude, die Sie an Ihrem Zuhause, Ihrer Arbeit, Ihrem Geld, Ihren Freunden, Ihrer Familie, Ihrem Partner und Ihrer Kreativität haben, indem Sie den angebotenen Aussagen eine der fünf Nummern zuordnen. Beispiele für Freude sind: Man ist begeistert, fühlt sich fabelhaft, besser als erwartet oder ist dankbar.

1	Ich mag es/sie/ihn nicht.
2	Ich habe keine Meinung. (Wenn andere glücklich sind, ist es für mich in Ordnung.)
3	Es ist okay.
4	Ich bin glücklich damit.
5	Ich bin voller Freude darüber.

Mein Zuhause _____
Mein Job _____
Meine Beziehung zum Geld _____
Meine Freunde _____
Meine Beziehung zu meinen Kindern und/oder anderen Familienmitgliedern _____
Meine Beziehung zu meinem Partner _____
Meine Beziehung zur Kreativität _____

Wenn Sie mit dem Bewerten Ihrer Freude fertig sind, addieren Sie die Punkte, die Sie hinter jede Aussage geschrieben haben. Hier lesen Sie, was die verschiedenen Summen über Ihre Fähigkeit aussagen, genau jetzt Freude im Leben zu empfinden.

Punkte	Freudigkeit
6 – 12	Sie müssen noch herausfinden, wie sich Freude anfühlt. Es kann schwierig sein, sich ein freudvolles Leben zu schaffen, wenn Freude ein unbekanntes Gefühl ist. Konzentrieren Sie sich auf eine Zeit in Ihrem Leben, in der Sie glücklich waren. Nehmen Sie die Erinnerung an dieses Gefühl als Messlatte. Wenn Sie in Zukunft eine Wahl treffen, wählen Sie nur die Dinge, die Sie an die glückliche Zeit Ihres Lebens erinnern. Wenden Sie sich möglichst ab und gehen Sie aus der Situation, wenn das gute Gefühl nicht da ist. Machen Sie diese Übung häufig, damit Sie Glück vielleicht öfter erleben und erkennen, dass Sie wertvoll sind und Freude verdienen! Gehen Sie dann weiter zur nächsten Übung.
13 – 18	Sie haben eine gewisse Vorstellung davon, wie sich Glück anfühlt, aber höchstwahrscheinlich kümmern Sie sich mehr um das Glück einer anderen Person als um Ihr eigenes. Glück für andere zu empfinden ist ein temporäres Dilemma. Wie sehr wir es auch versuchen, wir haben keine Kontrolle über die Gefühle anderer. Wahres Glück ist eine individuelle Erfahrung. Das Erkennen der eigenen Wünsche und Sehnsüchte erlaubt einem Menschen glücklich zu sein. Fragen Sie sich: Was ist mein Lieblingsessen, meine Lieblingsmusik oder meine Lieblingstätigkeit? Ihre Vorlieben und Abneigungen kennenzulernen und das zu wählen, was *Sie* am liebsten mögen, führt zu Glück. Und Glück liegt auf dem Weg zur Freude! Wenn Sie Glück unabhängig von anderen erkennen können, gehen Sie weiter zur nächsten Übung.
19 – 24	Sie wissen auf jeden Fall, wie sich Glück anfühlt, und manchmal schleicht sich Freude an und überrascht Sie! Sie fragen sich höchstwahrscheinlich, wie Sie jenes schwer fassbare Gefühl, das in Ihrem Innern kribbelt, festhalten können. Häufig erlauben Sie sich nur eine kleine Menge Freude und fragen sich, ob Sie nicht zu egoistisch sind, oder fürchten vielleicht, dass etwas Schlimmes passiert, wenn Sie zu viel fühlen. Vergessen Sie nicht, dass es normal ist, ein freudvolles Leben zu führen. Halten Sie, wenn das Gefühl kommt, so lange daran fest, wie Sie können. Ihr Körper wird den positiven Energiefluss zu schätzen wissen! Wenn Sie den größten Teil des Tages an einem freudvollen Gefühl festhalten können, gehen Sie weiter zur nächsten Übung.

| 25 – 30 | Sie machen es – Sie erschaffen ein freudvolles Leben! Vielleicht kommen Sie sich manchmal wie ein Außenseiter vor, weil die meisten Menschen sehr wenig Freude empfinden. Aber indem Sie sich so dafür engagieren, ein wunderbares Leben zu führen, helfen Sie anderen, das Gleiche zu tun. Höchstwahrscheinlich haben Sie herausgefunden, dass freudvoll sein eine Erfahrung ist, die dadurch zustande kommt, das man Wahlmöglichkeiten ausfiltert – dass man die glücklichste Möglichkeit wählt und alles ignoriert, was nur zweite Wahl ist. Danke, dass Sie sich selbst gewählt haben! Machen Sie so weiter! |

Ein-Minuten-Ausgleich

Haben Sie wenig Zeit? Dann versuchen Sie diese einfache Ein-Minuten-Übung, um im Becken stagnierende Energie loszulassen und Ihre Kreativität zu befreien.

Sie stehen mit den Füßen schulterbreit auseinander. Dann drehen Sie die Hüften eine Minute lang zuerst im Uhrzeigersinn und dann gegen den Uhrzeigersinn. Wenn Sie die Hüften nach rechts drehen, aktivieren Sie männliche Energie. Männliche Energie fließt auf der rechten Körperseite. Wenn Sie die Hüften nach links drehen, aktivieren Sie weibliche Energie, die auf der linken Körperseite fließt. Diese Übung bringt über Ihr emotionales Reaktionszentrum Ihre männliche und Ihre weibliche Energie miteinander in Einklang.

• • •

Kinder gleichen ihre männlichen und weiblichen Energien dadurch aus, dass sie ihre Umgebung mit ihren Sinnen erspüren. Blumen, Bäume, die Luft, Fahrräder und sogar Abenteuerspielplätze

bestehen aus Energie und senden ein Gefühl aus, das Kinder aufnehmen können. Wir alle sind sensible Wesen, aber Kinder sind
besonders sensibel. Wenn sie ihre Turnschuhe anziehen, können
Sie ihnen vorschlagen, die Schnürsenkel zwischen den Fingern zu
spüren und den Tanz zu erfahren, den ihre Finger erzeugen, wenn
sie den Knoten machen. Im Zuge unserer Sozialisierung verlieren
wir unsere angeborene Fähigkeit, subtile Empfindungen zu erkennen. Wenn Kinder ihre Umwelt mit allen Sinnen erfassen, sind sie
glücklicher und dem Leben gegenüber hoffnungsvoller eingestellt.

Wut ablassen

Bei manchen Menschen entlädt sich die Wut, wenn sie es am we-
nigsten erwarten, und anschließend müssen sie sich für diesen
Ausbruch entschuldigen. Andere beschließen, die ganze Erfahrung der Wut und Konflikte überhaupt zu vermeiden. Doch Wut
ist eine ganz normale Emotion. Wenn sie auf sichere Weise zum
Ausdruck gebracht wird, wird sie zum Kanal, über den der Körper
von gestauter Energie befreit wird.

1. Suchen Sie sich einen Ort, an dem Sie ungestört sind und legen
   Sie sich dort auf den Boden.
2. Bekommen Sie einen ein- bis fünfminütigen Wutanfall. Treten
   Sie, schreien Sie und hämmern Sie mit den Fäusten auf den Boden.

Sie müssen nicht wütend sein, um diese Übung machen zu können. In der Tat behaupten viele Menschen, denen ich diese Übung
gebe, dass sie überhaupt nicht wütend sind. Ihre Wut ist so unterdrückt, dass sie gar kein Bewusstsein dafür haben.

Schuldgefühle loslassen

Es ist wichtig, dass wir unsere Schuldgefühle loslassen, weil wir immer das Beste tun, was wir zu diesem Zeitpunkt tun können. Wenn wir es besser wissen, machen wir es auch besser.

1. Legen Sie sich fünf bis zehn Minuten auf den Rücken.
2. Platzieren Sie Ihre dominante Hand leicht auf Ihren Unterbauch, unmittelbar unter den Bauchnabel.
3. Schließen Sie die Augen und wiederholen Sie das folgende Mantra laut oder leise in Ihrem Geist: *Ich habe in jeder Situation meines Lebens das Allerbeste getan, was ich mit dem Wissen, das ich damals hatte, tun konnte.*

Diese Übung wirkt Wunder bei der Heilung von Männern mit Prostataproblemen.

4

DAS DRITTE CHAKRA

Sich selbst lieben lernen

Ein Mann begrüßt mich mit einem freudigen »Marie!« und einem ansteckenden Lächeln auf dem Flur zwischen meinem Besprechungszimmer und der Toilette. Entweder ist er ein bisschen zu früh gekommen oder ich bin spät dran. Ich sollte ihn kennen, denke ich und bin beschämt, weil ich passen muss; ich merke mir Namen oder Gesichter meiner Klienten nur selten. Um zu verhindern, dass ich ihn eventuell enttäusche, gehe ich im Kopf eine Liste männlicher Namen durch: Jim, Mike, Randy, John, Bill, Frank. Keiner passt zu diesem Gesicht.

Vor vielen Jahren habe ich erkannt, dass das Nichterinnern meiner Klienten sowohl mich als auch sie schützt. Es hält mich davon ab, mir Sorgen um sie zu machen, während sie an ihrer Selbstheilung arbeiten. Es erlaubt mir, ganz in der Gegenwart, in der Gnade zu sein, ganz bei dem jeweiligen Patienten, und lässt mich am Ende des Tages ruhig einschlafen.

Ich stehe also Auge in Auge vor meinem Klienten und bemerke nebenbei, dass er in Vorbereitung auf unsere Sitzung schon die Schuhe ausgezogen hat. »Hi«, sage ich mit einem breiten Lächeln und hoffe, dass er mit seinem Namen herausplatzen wird, während ich seine Hand schüttle. Der Händedruck wird ziemlich intensiv.

Als wisse er um mein inneres Dilemma, sagt er: »Wir sind uns noch nie begegnet, aber meine Frau ist in Ihrem Beraterprogramm und ich höre immer Ihre Radiosendung. Ich bin Mark.«

»Oh, Mark, freut mich, Sie kennenzulernen!« Unsere Hände hören auf, sich gegenseitig zu schütteln. Plötzlich fällt mir ein, dass Mary, eine meiner Schülerinnen, mir letzte Woche mitgeteilt hat, dass ihr Mann einen Termin bei mir gemacht hat. Das Beraterprogramm, an dem sie teilnimmt, ist eine einjährige Ausbildung für Menschen, die im Bereich Energiemedizin arbeiten und ihr Wissen ebenso erweitern wollen wie ihre praktischen Fähigkeiten. Es ist auch für Menschen, die intuitiv in der Lage sind, Energie zu bewegen, die aber gern mehr darüber lernen und vielleicht sogar eine private Praxis eröffnen möchten.

»Ihre Frau ist ein reizender Mensch. Ich bin sehr froh, dass sie an dem Beraterprogramm teilnimmt.«

Ich atme innerlich auf, jetzt, wo ich weiß, wer dieser lächelnde Mann ohne Schuhe ist. Wieder einmal werde ich daran erinnert, dass mir meine Radiosendung Menschen näherbringt, obwohl ich sie nie persönlich kennengelernt habe.

Wenig später liegt Mark rücklings auf der Massagebank; sein etwas schütteres dunkles Haar ruht auf dem Kissen und seine großen blauen Augen schauen mich direkt an. Ich stehe links von ihm mit meinen Händen energetisch tief in seinem Solarplexus, dem dritten Chakra. Ein kräftiger Zug hat meine Hände dorthin geführt und macht es nun schwer, sie an eine andere Stelle seines Körpers zu bewegen. Mein Geist war wachsam für diesen Bereich, sobald sich Mark hingelegt hatte. Der Bereich sieht mehr wie ein schwarzer Krater aus als wie ein Chakra. Hier ist es einsam und leer und die Tiefe des Lochs ist ebenso schwer auszuloten wie der persönliche Schmerz, den er hier zu verstecken versucht. Während ich den Krater beobachte, offenbart sich mir Marks Persönlichkeit.

Ich kann sehen, dass seine Energie eine gleiche Mischung aus weiblichen und männlichen Anteilen ist – aber ich bin nicht sicher, ob er das wissen möchte. Er ist freundlich, ehrlich und ein richtiger Schwarzmaler. Auch was das angeht, bin ich mir nicht sicher, ob er es hören will, aber in unserem heutigen Gespräch wird es eine große Rolle spielen. Mark ist auch intuitiv und sich seiner selbst und des Lebens mehr bewusst als der Durchschnittsmensch. Zu meinem Erstaunen sehe ich die Zahl Zwei. Ich weiß nicht, was sie bedeuten soll, aber wohin ich in seinem Energiesystem auch schaue, die Zwei kommt immer wieder ins Blickfeld. Doch wichtiger als etwas darüber herauszufinden, ist im Moment die Frage, warum sein Verdauungssystem so ruiniert ist.

»Mark, wie ist Ihre Verdauung in letzter Zeit?«

»Nun, das ist der Hauptgrund, warum ich hier bin. Vor zehn Jahren hatte ich Verdauungsbeschwerden, aber selbst nach vielen Untersuchungen konnte mein Arzt das Problem nicht diagnostizieren. Die Medikamente, die er mir verschrieben hatte, halfen nicht. Also nahm ich sie nicht mehr. Ich änderte meine Lebensweise und die Schmerzen gingen weg und blieben auch weg – bis vor Kurzem. Mein neuer Arzt möchte weitere Untersuchungen machen, weil weder die ganzheitliche noch die Schulmedizin irgendeine Wirkung bei mir zeigt. Meine Schmerzen sind ziemlich stark und stehen im Konflikt mit meiner Fähigkeit zu arbeiten und Spaß mit meiner Familie zu haben. Ich habe das Gefühl, dass ich eher meine Lebensweise ändern muss, als noch mehr Untersuchungen über mich ergehen zu lassen. Ich hatte die Hoffnung, dass Sie mir helfen können herauszufinden, welche Änderungen ich wohl vornehmen muss.«

Als Mark über seine Schmerzen spricht, habe ich ganz klar eine Schmerztabelle vor Augen, wie sie in Krankenhäusern verwendet wird, mit Zahlen von eins bis zehn. Ärzte und Schwestern verwenden solche Tabellen, um den Patienten beim Identifizieren ihres Schmerzlevels zu helfen. Die Erkenntnis, dass sie Schmerzlevel vier oder fünf erreicht haben, hilft ihnen, zur Vermeidung von therapierefraktären Schmerzen um ein Schmerzmittel zu bitten. In der Tabelle, die ich vor meinem inneren Auge habe, leuchtet die Zahl Neun auf. Das heißt, dass Mark beachtliche Schmerzen hat. Ich wünschte, er hätte ein paar mehr medizinische Untersuchungen machen lassen.

Mark erzählt mir, dass er seit Jahren Antidepressiva nimmt. Sie waren effektiv, aber nun fürchtet er, seine Depression könne eskalieren, wenn seine schmerzhaften Verdauungsbeschwerden nicht weggehen.

»Welche Veränderungen haben Sie vor zehn Jahren vorgenommen?«

»Nun, damals war ich Lehrer und habe meinen Beruf an den Nagel gehängt.«

»Die Schmerzen haben also aufgehört, als Sie nicht mehr unterrichtet haben?«

»Ja.«

»Und was machen Sie jetzt?«

»Ich bin Therapeut.«

»Was am Unterrichten hat Ihrer Meinung nach zu Ihren Verdauungsproblemen geführt?«

»Ich habe mir Sorgen um meine Schüler gemacht.«

»In welcher Weise?«

»Ich habe mir Sorgen darüber gemacht, wie sie zu Hause leben.«

Während Mark spricht, sehe ich das dritte Auge auf seiner Stirn, das den bewusst denkenden Geist auf das aufmerksam macht, was es wahrnimmt. Das dritte Auge weitet sich und blinzelt, was mir bestätigt, dass er ein intuitives Wesen hat. Ich starre in dieses Auge und sehe das Bild eines Jugendlichen. Ein Junge, den Mark unterrichtet hat. Ein Junge, bei dem Mark intuitiv ganz richtig erkannt hat, dass er ernste häusliche Probleme hat. Ein Junge, dem er offenbar nicht helfen konnte.

»Machen Sie sich im Moment Sorgen um einen Ihrer früheren Schüler?«

»Ja«, sagt Mark, öffnet die Augen und schaut mich an. »Sehen Sie das?«

Ich lächle ihn an. Er weiß um meine Fähigkeiten und ich habe das Gefühl, dass kein weiterer Kommentar nötig ist. Auch Mark lächelt und schließt die Augen wieder.

Mark, der in Boston geboren und aufgewachsen war, unterrichtete in den späten 1980er- und frühen 1990er-Jahren Acht- und Neuntklässler in Englisch. Manche dieser Kinder hatten es schwer. Sie kamen aus zerrütteten Elternhäusern und hatten Probleme mit Gleichaltrigen. Es gab nicht viel, was man in einer Unterrichtsstunde pro Woche tun konnte, um ihnen zu helfen.

»Machen Sie sich Sorgen um Ihre Patienten?«

»Sicher, aber bis jetzt hat es mich nicht gestört. Wenn ich mir keine Sorgen um sie machen würde, würden sie sich fragen, ob ich mit ihnen mitfühle oder ob ich mich überhaupt um die Anliegen kümmere, derentwegen sie in meine Praxis gekommen sind.«

Ich spüre, dass Mark wieder anfängt, sich Sorgen zu machen. Die Empfindung erinnert mich an die vielen Male, die ich mir Sorgen um meine Kinder gemacht habe. Die Zahl Zwei taucht wieder in seiner Energie auf, gefolgt von einem bekannten Gefühl, dem ich im Laufe der Zeit vertrauen gelernt habe und das mir sagt, dass diese Zahl etwas mit Jahren zu tun hat.

»Was hat sich in den letzten zwei Jahren in Ihrem Leben verändert?«

»Ich habe jetzt ein Kind.«

»Ja, natürlich, herzlichen Glückwunsch. Wie alt ist sie?« Ich erinnere mich, dass Marks Frau, Mary, darüber nachdachte, noch ein

Kind zu bekommen, aber gesagt hatte, Mark sei sich diesbezüglich noch unsicher.

»Sie ist fast zwei«, sagt er.

»Mark, haben Sie gemerkt, dass sich meine Hand nicht von Ihrem Solarplexus wegbewegt hat? Ihr drittes Chakra möchte buchstäblich nicht, dass ich weggehe.«

»Ja, ich spüre sie dort. Ihre Hand fühlt sich ganz heiß an.«

»Es gibt eine beträchtliche Menge unbewegter Energie in Ihrem Solarplexus …

Wenn in einem Chakra Hitze entsteht, sobald ich meine Hände darauflege, bedeutet dies, dass dort eine große Menge an gestauter Energie vorhanden ist. Meine Hände kommen buchstäblich in Bewegung und durchdringen den Bereich mit Licht. Irgendwann erzeugt die gesteigerte Lebenskraft einen Druck – ähnlich dem atmosphärischen Druck, der sich am Himmel aufbaut bevor es regnet. Dieser Druck setzt die weniger vitale Energie – normalerweise eingeschlossene, ungefühlte Emotionen – frei und veranlasst sie, sich aus dem Körper zu bewegen.«

• • •

Das dritte Chakra – ein gesundes Immunsystem

Das dritte Chakra liegt im Bereich des Solarplexus, an der Stelle, wo sich der Brustkorb öffnet (also unter dem Brustbein). Anatomisch überwacht es die Gallenblase, die Milz, den Magen, die Leber, die Bauchspeicheldrüse und den Dünndarm. Emotional geht es im dritten Chakra um Selbstliebe. Dieses strahlend gelbe Chakra hat aber noch eine Aufgabe. Es steuert unser Immunsystem, denn außer zu den erwähnten Organen leitet es die Energie auch zu den Drüsen in Ihrem Körper (Nebennieren, Eierstöcke, Hoden, Prostata, Schilddrüse, Hypothalamus und Zirbeldrüse; die Bauchspeicheldrüse (Pankreas) gilt gleichzeitig als Drüse und Organ). Drüsen geben Hormone an den Körper ab. Hormone agieren als winzige Boten, welche die Funktion Ihrer Organe regulieren und so entscheidend zur Gesundheit Ihres Immunsystems beitragen.

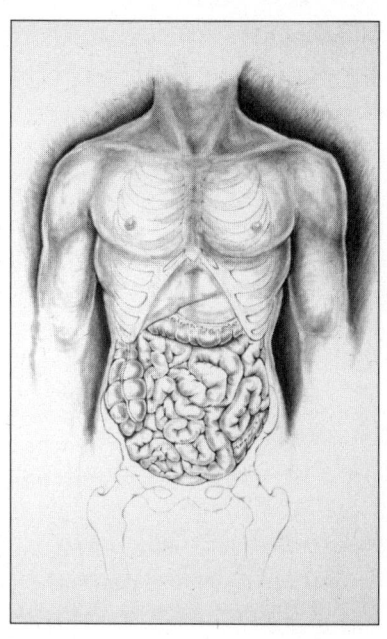

Abbildung 6: Achtzig Prozent der Funktionen Ihres Immunsystems werden vom Dünndarm übernommen, der hier zusammen mit einem Teil der Leber und des Magens dargestellt ist.

Erstaunlicherweise sind achtzig Prozent der Funktionen Ihres Immunsystems in Ihrem neun Meter langen Darmtrakt lokalisiert. Ein gesunder Darmtrakt ist notwendig für eine angemessene Aufnahme von Nährstoffen und zum Freisetzen schädlicher Abfallprodukte. Wenn er in seiner Funktion gestört ist, lagern sich Toxine (ungesunde Substanzen wie bearbeitete Lebensmittel, Alkohol und Umweltgifte) in der Darmwand an und werden von dort in den Körper aufgenommen.

Gedanken und Gefühle über uns selbst spielen in Verbindung mit Umweltgiften eine Rolle für die Gesundheit unseres Immunsystems. Freundliche und liebevolle Gedanken und Gefühle verbessern das Immunsystem enorm. Wenn wir von uns selbst enttäuscht sind oder emotional auf die negativen Dinge reagieren, die andere zu uns sagen, schwächen wir unser Immunsystem und halten die Toxine in uns fest. In gewissem Maße müssen wir alle an unserer Selbstliebe arbeiten.

Unser Bewusstsein für Autoimmunstörungen nimmt zu, doch sie sind schwer zu diagnostizieren und zu behandeln, weil die meisten davon nur im Ausschlussverfahren erkannt werden. Das heißt, man muss einen Test nach dem anderen machen, um andere Möglichkeiten auszuschließen. Wenn die Diagnose erst einmal gestellt ist, setzt die konventionelle Medizin Behandlungen ein, die das Immunsystem noch weiter unterdrücken, um die Symptome zu verringern.

Holistische Medizin betrachtet den ganzen Menschen und konzentriert sich nicht nur auf Untersuchungsergebnisse und Symptome. Wenn wir krank werden, versucht unser Körper uns etwas mitzuteilen. Krankheit ist dafür da, unsere Aufmerksamkeit nach innen zu lenken. Gerade kann ich Marks drittes Chakra sagen hören: »He, du da. Ja, du. Ich liebe dich, Mann. Ich bin so stolz auf dich, und alles, was du glaubst, falsch gemacht zu haben, ist richtig. Danke, dass du du bist.«

Was die medizinische Wissenschaft zu verstehen beginnt, ist, dass ein Zusammenbruch des Immunsystems oft einer Krankheit vorausgeht. Wenn ich einen erkrankten Klienten behandle, arbeite ich ganz intensiv mit dem Immunsystem, und das heißt für mich: mit dem dritten Chakra.

• • •

Die Energiebehandlung beginnt bereits, Veränderungen in Marks Körper auszulösen. Ich sehe, wie etwas, das wie eine graue Rauchwolke aussieht, mit rasanter Geschwindigkeit aus Marks drittem Chakra aufsteigt. An seinem Gesichtsausdruck ändert sich nichts, aber ich spüre, wie sich eine beruhigende Energie in seinem Körper ausbreitet.

»Wie fühlen Sie sich, Mark?«

Mark braucht ein paar Minuten zum Antworten. »Eigenartig . . . ich kann spüren, wie mein Körper und mein Geist loslassen. Ich glaube, ich entspanne mich!«

»Wunderbar. Und was ist mit den Schmerzen in Ihrem Verdauungstrakt?« – »Besser«, sagt er erstaunt.

»Mark, Sie haben eine erstaunliche Fähigkeit zu verstehen, wie sich andere fühlen. Das ist einer der Gründe, warum Sie Ihre Arbeit so gut machen. Ich glaube jedoch, dass Sie sich Ihrer eigenen Emotionen oft nicht wirklich bewusst sind. In der Tat glaube ich, dass Sie die Emotionen Ihrer Klienten und anderer Menschen so gut spüren, dass Sie sie häufig zu Ihren eigenen machen.«

»Hm. Darüber müsste ich mal nachdenken«, sagt er.

»Könnten Sie eine Antwort erspüren, statt sich eine zu überlegen? Empathische Menschen wie Sie sind von Natur aus intuitiv und wählen in der Regel Berufe, in denen sie Gelegenheit haben, anderen zu helfen. Es fällt Ihnen leicht, Mitgefühl für andere zu empfinden, aber vielleicht nicht für sich selbst.«

»Marie, ich verstehe intellektuell, was Sie von mir möchten, aber ich habe keine Ahnung, wie ich das bewerkstelligen soll.«

»Wunderbar!«

Mark schmunzelt. »Sind Sie immer so positiv?«

»Die Tatsache, dass Sie nicht umsetzen können, worum ich Sie bitte, zeigt, dass wir auf der richtigen Fährte sind. Mark, ich glaube, es fällt Ihnen viel schwerer, Ihre Empathie auszugleichen, wenn Kinder involviert sind. Ihre Verdauungsprobleme sind chronisch, aber ein Kind zu haben, bringt Sie um den Verstand. Der denkende Geist steht in sehr enger Verbindung mit dem dritten Chakra, und ich bin sicher, dass Sie sich noch mehr Sorgen machen, seit Sie selbst Vater geworden sind. Dies in Kombination mit Ihrer Tendenz, den Schmerz anderer zu absorbieren beziehungsweise zu verdauen, hat bewirkt, dass Ihre Symptome schlimmer geworden sind.«

• • •

Wer hat ein hohes Risiko, eine Autoimmunerkrankung zu bekommen?

Das Lesen der Energie spielt in der Energiemedizin eine große Rolle. Ich finde, dass das dritte Chakra eines der ausdrucksstärksten Chakras im ganzen Körper ist. Und was es zum Ausdruck bringt, ist unmittelbar und unglaublich nützlich, wenn es darum geht, die Unfähigkeit der Menschen, sich selbst zu lieben, anzusprechen.

Meiner Erfahrung nach sind verbaler, physischer und sexueller Missbrauch die Hauptgründe, aus denen Menschen eine Autoimmunerkrankung entwickeln. Ein Loch in der Mitte des Chakras bedeutet, dass die betreffende Person sexuell missbraucht wurde. Ein dunkler Ring um das Chakra weist auf verbalen Missbrauch hin. Ein gezackter Rand deutet physischen Missbrauch an, und manchmal steht ein Krater an der Stelle, wo das Chakra liegt, für Selbstmissbrauch. Sicher entwickelt nicht jeder, der verbal, physisch oder sexuell missbraucht wurde, eine Autoimmunerkrankung, aber solche Traumen könnten auf eine tendenzielle Immunschwäche aufgrund gewohnheitsmäßig geschwächter Energie im dritten Chakra hinweisen. Manchmal habe ich es in meiner Praxis mit einer Person zu tun, die ein signifikantes Trauma erlebt hat, aber ich sehe die symbolischen Metaphern nicht. Diese Menschen haben jahrelang Heilungsarbeit an ihrer Vergangenheit geleistet, einschließlich einer Therapie, die ihre Energie aus diesen Traumen buchstäblich reinigt.

HABEN SIE PROBLEME MIT IHRER VERDAUUNG?

Eine Möglichkeit, die Heilung des Verdauungssystems zu unterstützen, besteht darin, bestimmte Nahrungsmittel eine Zeit lang zu meiden. Das hilft, die Entzündung in den Gedärmen abklingen zu lassen. Ziehen Sie in Erwägung, Zucker, Milchprodukte, rohes Gemüse und andere ungekochte Speisen eine Weile wegzulassen. Diese Nahrungsmittel brauchen mehr Energie und extra Enzyme, um ordentlich verdaut zu werden. Ein anderes beliebtes Nahrungsmittel, das Sie meiden sollten – um Ihren Darm etwas Ruhe zu gönnen – ist Weizen (oder Gluten). Immer mehr Menschen entwickeln eine Überempfindlichkeit gegen Gluten, aber hier in den USA ist das Problem noch größer. Gluten wird so vielen Lebensmitteln zugefügt, darunter Salatsaucen, Panade auf Kartoffelchips und Erdnussbutter. Überempfindlichkeit gegen Gluten kann entstehen, wenn Sie mehrmals am Tag Gluten (oder andere Bestandteile wie Milch oder Zucker) verdauen müssen. Schauen Sie, ob Sie Ihre Symptome lindern können, indem Sie einen Monat lang auf Weizen und Gluten verzichten. Wenn sich Ihre Symptome klären, sollten Sie über eine weizenfreie Ernährung nachdenken. Viele Menschen berichten, dass sie sich in bemerkenswerter Weise von ihrem Autoimmunleiden erholt haben, als sie keinen Weizen mehr aßen. Vergessen Sie nicht, dass es viele köstliche Getreidesorten gibt, die frei von Weizen und Gluten sind.

Mehr Informationen über Nahrungsmittelunverträglichkeiten und Ersatznahrung finden Sie auf der englischsprachigen Website www.wholelifenutrition.net.

(Es gibt aber auch zahlreiche deutschsprachige Internetseiten, die sich mit dem Thema glutenfreie Ernährung beschäftigen, unter anderen www.glutenfrei-kochen.de; Anm. d. Übers.)

Verbaler Missbrauch ist in unserer Gesellschaft an der Tagesordnung, doch die meisten Menschen akzeptieren ihn und weigern sich, ein Problem darin zu sehen. Es gibt Dutzende Arten von verbalem Missbrauch, angefangen von Vernachlässigung – dem anderen nicht antworten oder ihn/sie nicht anerkennen – bis zu lautem Fluchen oder Anschreien. Sie brauchen nur Ihren Fernseher einzuschalten und sich anzuschauen, wie Trainer Sportler »coachen«, wenn Sie verbalen Missbrauch in Perfektion erleben möchten. Und die breite Masse der Bevölkerung hält dieses Verhalten für akzeptabel. Ich frage mich, ob Marks Verdauungsprobleme auch etwas mit einer solchen Art von Missbrauch zu tun haben?

»Mark, finden Sie, dass Sie hart zu sich selbst sind?«

»Ja.«

Auch wenn Marks drittes Chakra keine Anzeichen eines Missbrauchs zeigt, sagt mir seine kraterartige Erscheinung, dass er sich selbst mental missbraucht. Marks Mitgefühl und seine Fähigkeit, die Emotionen anderer zu fühlen, gibt ihm das Gefühl, für das Leben anderer Menschen, sogar Fremder, verantwortlich zu sein.

»Würden Sie wollen, dass Ihre Tochter hart zu sich selbst ist?«

»Nein, natürlich nicht.«

»Perfekt«, sage ich und bin begeistert, dass er so einfach weiß, was er für seine Tochter will, auch wenn er noch verstehen muss, dass er denselben Frieden verdient.

»Mark, Sie sind genauso wertvoll wie Ihre Tochter. Sie sind wunderbar und perfekt genau so, wie Sie jetzt sind. Sie haben es verdient, die gleichen Gefühle, die Sie für Ihr Kind haben, für sich selbst zu empfinden.«

»Wow, ich denke, es wäre mir unmöglich, mir selbst gegenüber solche Gefühl zu haben. Ich vergöttere meine Tochter.«

»Ich verstehe. Wenn sie später erwachsen ist, wollen Sie dann weniger Bewunderung für sie empfinden, als Sie und Ihre Frau jetzt für sie haben?

»Natürlich nicht!«, sagt Mark.

»Selbst in diesem frühen Stadium Ihrer Entwicklung gestaltet Ihre Tochter ihre Energie nach den Menschen, mit denen sie die meiste Zeit verbringt. Sobald sie ein Teenager ist, wird sie genauso hart daran arbeiten, ihre Energie nach dem Vorbild ihrer Gleichaltrigen zu formen. Wenn Sie – und zwar möglichst bald – echte liebende Gefühle sich selbst gegenüber aufbringen, wird sie auf ganz natürliche Weise das Gleiche für sich tun. Hinzu kommt, dass sie jene Gefühle auch als Erwachsene weiterhin empfinden wird, selbst wenn Sie und Mary nicht in der Nähe sind, um sie daran zu erinnern, wie kostbar sie Ihnen ist.«

»Wenn ich also mir selbst gegenüber so viel Liebe empfinde wie zu meiner Tochter, wird sie das aufnehmen und denken, dies sei eine normale Art zu denken und zu fühlen?«

»Genau!«

»In Ordnung, ich bin dabei, ich werde daran arbeiten.«

»Großartig. Ich möchte nur darauf hinweisen, dass Sie erst an Bord gegangen sind, nachdem Sie eingesehen hatten, dass Ihre Tochter von Ihrer Selbstliebe profitieren würde.«

»Ich weiß, daran habe ich auch schon gedacht. Alte Gewohnheiten sind schwer zu ändern.«

• • •

Die Kunst
der Selbstliebe pflegen

Um wahre Selbstliebe zu erlangen, muss Ihre Erfahrung authentisch sein. Oftmals denken wir, dass wir uns selbst lieben, weil jedes Selbsthilfebuch des Planeten uns gesagt hat, dass wir das tun sollen. Doch damit irgendeine Idee oder Praxis eine dauerhafte und echte Wirkung haben kann, müssen unsere Emotionen damit verbunden sein.

Es gibt einen Trick, der dazu führt, dass Sie echte Liebe für sich selbst empfinden. Er besteht darin, an etwas oder jemanden zu denken, das oder den Sie *bedingungslos lieben* – vielleicht ein Kind, ein geliebtes Haustier oder einen magischen Teil der Welt. Bedingungslose Liebe bedeutet, dass Sie Ihre Tochter herzzerreißend lieben und immer lieben werden, auch wenn sie Sie monatelang nachts wach hält, weil sie als Baby Koliken hat, oder wenn sie als Teenager Ihr Auto zu Schrott fährt.

Für Haustiere können Sie genauso tiefe Gefühle empfinden wie für Ihr Kind. Selbst wenn dieser Vierbeiner den Teppich beschmutzt oder Ihren Nachbarn gebissen hat, vergöttern Sie ihn und wünschen ihm ein langes und glückliches Leben mit Ihnen.

Wenn Sie an ein Stück Land oder Wasser denken – einen magischen, weit entfernten Ort oder einen Berg, den Sie jeden Tag vom Auto aus sehen, wenn Sie eine Brücke überqueren – können Sie dankbar dafür sein, dass es diesen Ort gibt, und die Wärme in Ihrem Herzen spüren, die immer aufwallt, wenn Sie in Person oder im Geist dort sind.

Fühlen Sie nun, wie sehr Sie diese Person, dieses Haustier oder diesen Ort lieben und lassen Sie zu, dass sich dieses Gefühl ausdehnt. Erlauben Sie der Emotion zu wachsen, als wären Sie dem Objekt Ihrer Liebe ganz nah. Wenn Sie zulassen, diese bedingungslose Liebe zu spüren, werden Sie erkennen, dass es nur sehr wenig gibt, was Sie von intensiven Emotionen abhalten kann.

Jetzt übertragen Sie diese intensiven, warmen Gefühle, die Sie nur für sich selbst haben, in Ihren Körper. Ja, ganz richtig, lassen Sie das bedingungslose Gefühl der Liebe, das Sie für jemand anderen oder etwas anderes empfinden, in Ihren Körper wandern und lassen Sie es sich damit gut gehen, dass Sie diese Gefühle sich selbst gegenüber haben. Sie sind genauso wunderbar wie die anderen Menschen, die Tiere oder die Orte, denen Sie Ihre Liebe schenken. Auch Sie sind ein gesegneter und unersetzlicher Teil der Schöpfung. Sie sind erstaunlich! Geben Sie sich jetzt die Erlaubnis, dies zu fühlen. Fühlen Sie es jeden Tag, und sei es nur ein paar Minuten lang. Jeden Tag auch nur ein kleines Maß an Selbstliebe zu fühlen, kann enorme Veränderungen in Ihrem Leben bewirken. Nun, wo Sie wissen wie!

Kürzlich hatte Mark eine zweite Sitzung bei mir. Ich war ein bisschen besorgt, weil ich dachte, er habe vielleicht immer noch Schmerzen. Vier Monate nach unserer ersten Sitzung hatte ich mit ihm telefoniert. Damals hatte er immer noch Verdauungsschmerzen und verstand nicht so ganz, wie er sich selbst gegenüber bedingungslose Liebe empfinden sollte. Zu meiner Freude erzählte er mir bei unserer zweiten Sitzung, dass sich seine Schmerzen um 90 Prozent verringert hatten. Er nahm zwar weiterhin Medikamente, aber nun schlugen sie an.

Mark erzählte mir, er habe sich jeden Tag in der Kunst der bedingungslosen Selbstliebe geübt. Daraufhin hatte er angefangen, auf seine inneren Dialoge zu achten und alte negative Endlosschleifen durch eine mehr mitfühlende und anerkennende Sprache zu ersetzen.

Er sagte, er fühle sich nun körperlich besser und alle Bereiche seines Lebens seien dabei, sich zu verbessern. Er vergrößerte gerade seine Praxis, und Mary, seine Frau, war mit ihrem zweiten Kind schwanger.

Mark hatte erkannt, dass die quälenden Gedanken, die er sich um seine Patienten machte, oder die allzu häufigen Sorgen um seine Tochter, den Menschen, die ihm wichtig waren, nicht dienten – und dass der damit verbundene Stress sein eigenes Wohlergehen minderte. In der Zukunft, so hofft er, werden ihm selbstliebende Gedanken und Gefühle helfen, ein Leben ohne Antidepressiva zu führen.

Übungen für das dritte Chakra

Die folgenden Übungen sind für das dritte Chakra und alle Systeme und Organe, die es beherrscht. Sie werden Ihnen helfen, vitale Lebensenergie in Ihren Körper fließen zu lassen, um gesundes Denken und Gefühle der Selbstliebe zu unterstützen.

To-do-Liste für die Selbstliebe

1. **Verwöhnen Sie sich täglich mit positiver Selbstfürsorge.** Fragen Sie sich mindestens einmal am Tag: Was ist das Liebevollste, das ich im Moment für mich tun kann? Wenn Sie diese Frage verinnerlichen, kommt Ihnen vielleicht eine Idee, beispielsweise einen Spaziergang zu machen, Ihre Lieblingsmusik zu hören oder eine nahrhafte Leckerei zu genießen.

2. **Würdigen Sie Ihre Errungenschaften täglich.** Wann haben Sie sich zum letzten Mal selbst dafür gelobt, dass Sie den Gastank aufgefüllt, den Müll weggebracht und die Kinder zur Schule gefahren haben? Das Leben in einer physischen Realität verlangt von uns, dass wir viele Aufgaben erledigen, was die meisten von uns für selbstverständlich halten und selten wirklich würdigen. Nur zu, lächeln Sie sich selbst zu und danken Sie sich für alles, was Sie tun!

3. **Rezitieren Sie täglich das Mantra der Selbstliebe.** Kurz bevor Sie nachts einschlafen, sagen Sie sich diese freundliche Botschaft mehrmals leise selbst vor: *Jeden Tag und in jeder Weise vertieft sich meine Liebe zu mir selbst. Ich bin eine glückliche, gesunde Person und werde immer erfolgreich sein.*

Hier ist ein Nachtgebet, das Sie Ihren Kindern vor dem Einschlafen vorsagen können. Es wird ihnen helfen, ein gesundes Immunsystem aufrechtzuerhalten oder aufzubauen. Ich persönlich lege mich neben meine Kinder ins Bett, streiche über ihre Köpfe und spreche ihnen positive Affirmationen vor, wie etwa: *Jeden Tag und in jeder Weise arbeitet dein Körper ganz wunderbar. Er erzeugt gesunde Zellen, Lebenskraft und schenkt dir ein wunderschönes Leben.* Wiederholen Sie diese Sätze mehrmals, bis Ihr Kind eingeschlafen ist.

Wiederaufladen in einer Minute

1. Strecken Sie Ihre Arme in Schulterhöhe gerade zu beiden Seiten aus, wie ein Kind, das Flugzeug spielt.
2. Nun wiegen Sie den Rumpf vor und zurück, ohne die Hüften zu bewegen. Dieses Wiegen bewegt Ihren Brustkorb, der wiederum das dritte Chakra reibt und es so mit vitaler Energie auflädt. Es ist, als würden Sie das Chakra waschen.

Der Spiegel

1. Stehen oder sitzen Sie jeden Tag vor einem Spiegel.
2. Nehmen Sie direkten Augenkontakt mit sich selbst auf und sagen Sie freundliche, liebende Worte, während Sie den Augenkontakt zwei oder drei Minuten lang aufrechterhalten. Hier sind ein paar Vorschläge für Sätze, die Sie sagen können:
   - Ich lerne, diesen Mann (oder diese Frau) im Spiegel zu lieben.
   - Ich lerne, stolz auf diesen Mann (oder diese Frau) im Spiegel zu sein.
   - Ich lerne zu glauben, dass dieser Mann (oder diese Frau) im Spiegel erstaunlich ist.

- Ich liebe dich und mag alles an dir.
- Du bist ein unglaubliches Wesen, das meine wildesten Träume übertrifft.

Es ist wichtig, dass Sie wirklich spüren, was Sie sagen. Wenn Sie sich innerlich dagegen sträuben, sich selbst zu lieben, kann diese Übung noch mehr Abwehr erzeugen. Die ersten drei Sätze können nützlich sein, wenn Sie sich erst noch damit anfreunden müssen, sich um sich selbst zu kümmern, und um der Tendenz, Selbstliebe eher zu vermeiden, entgegenzuwirken.

• • •

Diese Übung ist auch für Kinder großartig, denn ein gutes Selbstwertgefühl ist die Grundlage für das Wohlergehen eines Kindes und der Schlüssel zu seinem Erfolg als Erwachsener. Wenn Sie Ihr Kind anleiten, diese Übung zu machen, benutzen Sie vielleicht Worte wie: genial, schön, glücklich, begabt, einfallsreich und gesund. Haben Sie Spaß mit Ihrem Kind. Versuchen Sie es mit Musikbegleitung oder singen Sie die Worte in den Spiegel. Wenn Sie sich beim Ausführen der oben beschriebenen Übung selbst ein wenig unbehaglich gefühlt haben, machen Sie die Übung jetzt zuerst mit Ihren Kindern und lassen Sie sich dann von ihnen zeigen, wie es geht.

5

DAS VIERTE CHAKRA
Geben und nehmen

Meine neue Klientin kommt am späten Nachmittag und sitzt im Wohnzimmer auf einem bombastischen orangefarbenen Sofa – ein Teil dessen, was von meinen Möbeln übrig geblieben ist, nachdem ich mich von meinem Mann getrennt habe. Ich schäme mich ein wenig wegen der nicht zusammenpassenden Möbel und der leeren Stelle, wo der Couchtisch stand. Ich werde dort bald neue Möbel hinstellen, verspreche ich mir selbst. Alle machen das durch, wenn sie sich scheiden lassen, nicht wahr?

Die Klientin steht entschlossen auf und schüttelt mir die Hand. »Elaine.« Das ist alles, was sie sagt. Offensichtlich hat sie keine Zeit zu verlieren. Sofort fängt sie an, mir die Gründe für ihr Kommen zu erklären. Als sie über ihre doppelte Brustamputation spricht, merke ich, dass sie der Typ Klient ist, der sich in einer dringenden Notlage befindet und keine Zeit für mein Scannen und meine Befragung hat.

Ich atme tief durch und schiebe Erinnerungen an Krankenhausszenen mit Brustkrebspatientinnen aus meiner Zeit als Krankenschwester in der Onkologie beiseite. Ich verwurzle mich noch mehr in der Erde, um ganz für Elaine präsent zu sein. Ein paar Minuten später lachen wir beide darüber, was für ein Glück sie hat, nie mehr einen Büstenhalter tragen zu müssen. Sie hat keine Brust-warzen mehr, obwohl sie sich einer beidseitigen Rekonstruktions-operation unterzogen hat. Gott sei Dank wurde bei ihr nur Krebs im ersten Stadium diagnostiziert. Lymphknoten waren nicht be-troffen.

Aber wir hören schnell auf, Witze zu machen. Elaine ist in ihren Vierzigern, hat zwei kleine Kinder und Angst, dass der Krebs wie-derkommt und sie dann vielleicht nicht mehr da ist, um ihre Kin-der aufwachsen zu sehen. Ich frage mich, ob ihre Angst einer Intu-ition entspringt oder eine andere Ursache hat. Wie auch immer, denke ich, Elaine weiß viel über Krebs und spricht viel darüber. Sie ist klug, aber ihr Wissen scheint das eines Menschen, der sich mit Informationen geradezu überflutet hat und häufig darüber spricht. Ein Teil meiner Arbeit wird darin bestehen, ihr beizubringen, wa-rum sie aufhören muss, sich derart in das Thema Krebs hineinzu-steigern.

»Meine Freunde erzählen mir schon seit ein paar Jahren immer wieder von Ihnen«, sagt Elaine, »aber ... ich habe schlechte Erfah-rungen mit einem anderen Energiearbeiter gemacht, der mir sagte, der Krebs würde wiederkommen und ich würde in vier Jahren sterben. Das ist jetzt zwei Jahre her.«

Ah ... da ist das »etwas andere« an ihrem Krebs, denke ich. Kein Wunder, dass sie sich so zwanghaft mit Krebs beschäftigt. Jemand hat ihr gesagt, dass sie an dieser Krankheit sterben wird.

Ich habe auch schon fast einem Dutzend Menschen gesagt, dass ich sehen kann, wie ihre Lebenskraft ihren Körper in einer Weise verlässt, die bedeutet, dass sie höchstwahrscheinlich sterben wer-den. Aber bei Elaine spüre ich nichts dergleichen.

»Alles, was Sie durchgemacht haben, tut mir sehr leid, und ich danke Ihnen sehr, dass Sie es noch einmal mit Energiemedizin ver-suchen wollen und uns eine Chance zur Zusammenarbeit geben.

Was denken *Sie* über die Heilung Ihres Körpers und darüber, dass es Ihnen auch weiterhin gut geht?«

Bevor Elaine antwortet, nehme ich wahr, wie Verzweiflung ihre Aura und das ganze Wohnzimmer erfüllt.

»Marie, ich kann nicht sterben. Ich muss meinen Kindern zuliebe hierbleiben«, sagt sie mit Panik in der Stimme, während ihr die Tränen in die Augen treten.

Elaines Hände ballen sich in ihrem Schoß zu Fäusten. Ich drücke sie sacht.

»Ich bin sicher, Sie sind ein harter Arbeiter und eine sehr entschlossene Person, die das Kommando übernimmt, wenn es im Leben schwierig wird«, sage ich. Elaine nickt zustimmend. »Was ich jetzt sage, scheint vielleicht schwer zu verstehen, aber es ist wichtig, dass Sie vielen Dingen gegenüber eine neutrale Haltung einnehmen, einschließlich der Frage, ob Sie überleben werden oder nicht. Indem Sie etwas verzweifelt herbeisehnen, schaffen Sie nur noch mehr Verzweiflung. Mit anderen Worten, Sie müssen lernen loszulassen und darauf zu vertrauen, dass alles gut ist.«

• • •

Das vierte Chakra – umfassende Liebe

Das vierte oder Herz-Chakra liegt im Zentrum des oberen Brustbereichs. Hier geht es darum, alles im Universum bedingungslos zu lieben. Das Chakra ist von einem tiefen Smaragdgrün und steuert das Herz, die Lungen, die Thymusdrüse, den Brustkorb, die Brüste, die Zirkulation von Blut und Lymphflüssigkeit, die Hände, die Unterarme und den oberen Rücken.

Umfassende Liebe bedeutet, dass alles im Universum vollkommen ist, und zwar genau so, wie es ist. Wenn wir uns die Weisheit des Herzens über die Liebe aneignen, werden wir mit der Fähigkeit belohnt, gleichermaßen zu geben und zu nehmen. Wenn wir Frieden mit unseren Bedürfnissen geschlossen haben, können wir leichter erkennen, dass jeder Moment einzigartig, kraftvoll und eindeutig für unser Wachstum und unsere Entwicklung ist.

Indem wir die umfassende Liebe wahrnehmen und in unser Bewusstsein integrieren, erlauben wir der Energie, in die höher schwingenden Chakras aufzusteigen. (Die ersten drei Chakras sind grundlegend. Es geht hier um das Überleben in unserer dreidimensionalen Welt. Weil diese Chakras so tiefgründig sind, schwingen sie in einer niedrigeren Frequenz als die Chakras fünf, sechs und sieben.) Das Herz-Chakra ist das Tor zu den höher

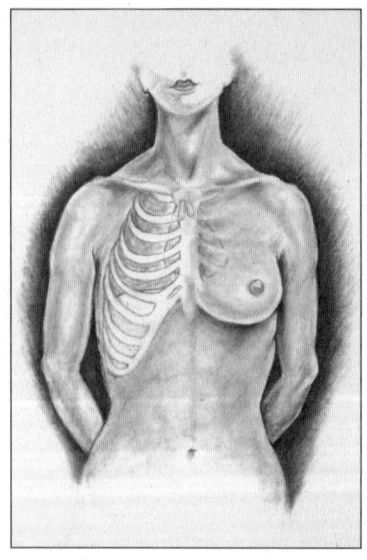

Abbildung 7: Das vierte Chakra ist das Tor zur umfassenden Liebe. Es liegt im Zentrum des oberen Brustbereichs, der hier in zwei Ansichten zu sehen ist – eine von der Brust und einer von der darunterliegenden Anatomie.

schwingenden Chakras. Im fünften Chakra geht es darum, die Wahrheit zum Ausdruck zu bringen, im sechsten darum, ein multisensorisches Wesen zu werden, und im siebten darum, sich mit dem spirituellen Bewusstsein zu verbinden.

● ● ●

Elaines Fall ist für mich ein perfektes Beispiel für die Arbeit mit dem vierten Chakra. Sie dreht den Kopf kurz von mir weg und ihre schulterlangen blonden Haare bewegen sich mit. An ihrer Aura erkenne ich intuitiv, dass ihr meine Worte über das Loslassen ihrer Angst vor dem Tod durch den Kopf gehen. Als sie sich wieder umwendet und unsere Blicke sich begegnen, sind ihre Augen voller Tränen.

»Ich kann das nicht. Ich muss wissen, ob ich wieder ganz gesund werde, damit ich für meine Familie da sein kann.« Ein paar Tränen laufen ihr über die Wangen.

Ich gebe ihr ein Papiertaschentuch. »Ich weiß, dies ist das Härteste, was ich Sie zu tun bitte, aber ich glaube, es ist ein Teil Ihrer persönlichen Arbeit, einer der Gründe, warum Sie dieses Mal auf die Erde gekommen sind. Sie haben recht, das wird nicht leicht werden, aber Lebenslektionen sind selten leicht.«

Elaine lächelt und wischt sich die Tränen ab. »Seltsam, ich weiß, dass Sie recht haben, Marie. Ich versuche immer zu sehr, alles perfekt zu machen. Tief innen weiß ich, dass mich das erschöpft. In letzter Zeit habe ich mich gefragt, was Perfektion ist und ob ich berechtigt bin, das zu entscheiden.«

Ich stehe auf und lade Elaine mit einer Geste in meinen Praxisraum ein. Sie geht vor mir hinein und steigt auf den hohen Massagetisch – wieder will sie keine Zeit verlieren. Trotz unseres Gesprächs wirkt sie ungezwungen und schließt die Augen. Ich lege eine Hand auf ihre rechte Schulter und die andere auf ihr Knie, um sie zu erden. Fast unverzüglich beginnt die Energie ganz ruhig durch Elaines Körper zu fließen, vom Kopf bis zu den Zehen, wie ein gelassen dahinfließender Strom. Ihr Energiesystem ist mir zugänglich, als seien wir alte Freunde. Die Bewegung ist sehr positiv – was ich selten erlebe, wenn ein Klient zum ersten Mal zu mir kommt. Sie legt ihre Hände auf meine und sagt mit noch immer geschlossenen Augen: »Ich bin so glücklich, hier zu sein.«

Wir sprechen darüber, wie vollkommen es sich anfühlt, im Fluss zu sein, und dass ich glaube, dass wahre Vollkommenheit wie ein alter Wald aussieht, in dem Farne auf den Baumkronen wachsen, um Licht zu bekommen, und wo Moos den ganzen Boden bedeckt und die Schritte dessen dämpft, der dort geht.

Während ich Elaines Energie scanne, bemerke ich, dass aus der Rückseite ihres vierten Chakras Energie entweicht. Diese Art von Leck ist üblich bei Menschen, die an einer in der oberen Brusthöhle lokalisierten Krankheit leiden. Die Fragen, die ich Elaine jetzt stelle, sollen sie auf die Hausaufgaben vorbereiten, die ich ihr geben werde. Diese Übungen werden ihr helfen zu verhindern, dass sie Energie verliert, nachdem sie meine Praxis verlassen hat. Wenn sie gesund bleiben will, wird Elaine lernen müssen, ihre gesamte Energie aufrechtzuerhalten, nicht nur die Energie ihres Herz-Chakras.

»Elaine, Sie scheinen eine Menge über onkologische Behandlungen zu wissen. Helfen Sie anderen, bei denen Krebs diagnostiziert wurde?«

»Ja. Als ich vor zwei Jahren meine Diagnose bekam, habe ich alles gelesen, was ich zu dem Thema bekommen konnte. Ich möchte, dass Menschen, bei denen Krebs diagnostiziert wurde, alle nur möglichen Informationen erhalten, die ihnen helfen, die beste Wahl zu treffen.«

»Ich schätze das sehr, Elaine. Danke, dass Sie so vielen Menschen geholfen haben.«

»Oh, das ist gern geschehen. Sogar Menschen, die ich gar nicht kenne, nehmen meine Hilfe in Anspruch.«

»Macht es Ihnen Freude, anderen zu helfen?«

»Ja, sehr.«

»Wenn Sie mit jemandem über Krebs gesprochen haben oder wenn Sie anderen Menschen in irgendeiner Weise helfen, fühlen Sie sich dann gestärkt?«

»So habe ich wirklich noch nie darüber nachgedacht. Aber nun, wo Sie mich fragen, muss ich sagen, Nein, ich fühle mich üblicherweise ein wenig erschöpft.«

»Dann möchte ich, dass Sie damit aufhören. Wenn wir die für uns richtigen Maßnahmen ergreifen, geben sie uns Energie. Wann immer wir uns erschöpft fühlen, ist das ein Zeichen dafür, dass es nicht zu unserem Besten ist, in dieser Weise aktiv zu werden.«

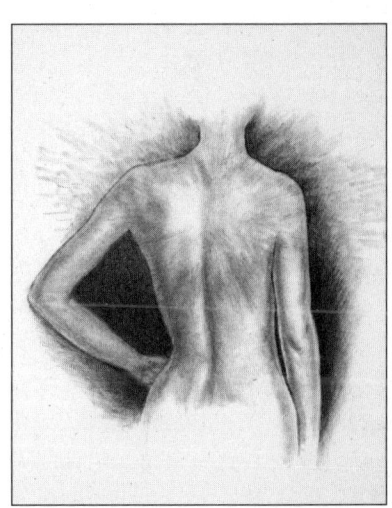

Abbildung 8: Der Partner des vierten Chakras, im oberen Rücken lokalisiert, ist der Bereich des Körpers mit der größten Fähigkeit, Fülle zu empfangen.

»Aber ich kann nicht einfach aufhören, anderen zu helfen. Das habe ich mein ganzes Leben lang getan.«

»Elaine, Sie verlieren Energie aus der Rückseite Ihres vierten Chakras. Sie haben nicht genügend Energie für sich selbst, geschweige denn für andere.«

• • •

Die Kunst des Zulassens

Der Partner des vierten Chakras ist der Bereich des menschlichen Körpers, der die größte Menge an Energie empfängt. In seinem normalen Zustand nimmt dieses Chakra Gesundheit, Liebe, Freude und Fülle auf. Viele Menschen verweigern das Annehmen, indem sie die Rückseite ihres vierten Chakras energetisch blockieren. Dann sehe ich typischerweise große Holztore wie aus dem Mittelalter, die das vierte Chakra daran hindern, im Überfluss Energie zu empfangen. Bei anderen Menschen, wie beispielsweise Elaine, sickert die Lebenskraft aus dem Partner dieses Chakras. Sie verlieren ihre Energie, weil sie jenen Menschen etwas geben wollen, von denen sie *glauben*, dass sie sich nicht selbst helfen können – und geben ihre Energie sogar an völlig Fremde ab.

Dieses energetische Ausbluten, das in der Regel unbewusst stattfindet, wirkt sich verheerend auf die anatomischen Strukturen in der Brust aus: Herz, Lungen, Brustgewebe, Thymusdrüse, Lymphe und Blutgefäße. Es ist für uns alle sehr wichtig zu erkennen, dass wir Energie und ein Leben in Fülle verdient haben – selbst wenn andere um uns herum sich das nicht erlauben. Es braucht Energie zu geben, und es braucht Energie, die Freundlichkeit und die Freigebigkeit anderer abzulehnen. Wahres Empfangen ist passiv.

Wenn wir zulassen, dass unser Wesen und unsere Seele von unserer Umwelt genährt werden, dann und nur dann können wir geben.

• • •

Elaines Energie bewegt sich in dem bekannten Muster eines Menschen, der sich mehr um andere sorgt als um sich selbst.

»Elaine, Ihre Fürsorge für andere ist aus dem Ruder gelaufen. Sie kümmern sich so sehr, dass von Ihnen unbemerkt Lebenskraft aus Ihrem Körper weg zu anderen fließt, die Ihrer Ansicht nach weniger Glück haben als Sie.«

»Okay, und was ist schlecht daran?«

»Hier gilt, was auch bei den Notfallbelehrungen vor dem Start eines Flugzeugs immer gesagt wird: Setzen Sie sich immer zuerst die Sauerstoffmaske auf, bevor Sie anderen helfen. Sonst kann es sein, dass Sie ohnmächtig werden und dann niemandem mehr eine Hilfe sind. Sie brauchen all Ihre Energie. Es gibt jederzeit eine Menge Energie für alle. Und die meisten Menschen nehmen die Energie, die sie von anderen bekommen, überhaupt nicht an. Ein Großteil der Energie, die Sie aus Ihrem vierten Chakra verlieren, hängt einfach im Äther und bleibt ungenutzt.«

Elaine schaut mich an, als hätte ich gerade in einer fremden Sprache gesprochen. »Was meinen Sie, wenn Sie sagen, es gibt eine Menge Energie für alle?«

»Das Universum ist voller Energie, und sie steht allen, die sie in sich aufnehmen wollen, jederzeit im Überfluss zur Verfügung.«

• • •

Alles ist Energie

Die Seite, die Sie gerade lesen, besteht aus Trillionen von subatomaren Teilchen. Ebenso die Druckerschwärze. Die subatomaren Teilchen, die aus Elektronen und Protonen zusammengesetzt sind, sind ständig in Bewegung, formen Bilder, die Sie sehen und auf die Sie sich mit Ihren menschlichen Augen beziehen können. Alles im Universum wird durch Energie belebt. Die Quantenphysik, der Zweig der Naturwissenschaft, der sich mit dem Studium der subatomaren Teilchen beschäftigt, hat uns geholfen zu verstehen, warum das wahr ist und wie es funktioniert.

Die subatomare Welt der Energie schafft das Zuhause, in dem Sie leben, das Auto, das Sie fahren, und die Kleidung, die Sie im Moment tragen. Unter der Struktur, der Machart und der Farbe Ihrer Kleidung liegt eine andere Formation subatomarer Teilchen: der menschliche Körper. Ihr Körper pulsiert vor Energie. Mit jedem Atemzug bewegt Ihr Körper eine enorme Menge Blut zu Ihrem Herzen und reinigt die Lungen von Kohlendioxyd. Ihr Körper wird von Millionen von energetischen Zellverbindungen angetrieben.

Energiemedizin basiert auf den Gesetzen der Quantenphysik: Masse ist Energie. Selbst ein Objekt im Ruhezustand hat Energie in seiner Masse gespeichert. Dieses Gesetz gilt auch für den menschlichen Körper und alles, was darin enthalten ist: Organe, Gewebe, Knochen, Blut, Zellen und DNA. Wenn alles aus Energie besteht, dann gilt das auch für Krankheiten. Krankheiten treten in den Bereichen des Körpers auf, in denen sich Energie staut oder kaum bewegt. Im Gegensatz dazu sind gesunde und vitale Bereiche des Körpers voller Bewegung frei zirkulierender Energie.

Es ist schwer vorstellbar, dass das ganze Universum aus winzigen Punkten besteht, die von den meisten Menschen nur mit Hilfe eines Elektronenmikroskops wahrgenommen werden können. Wenn ich nicht sehen könnte, dass die Welt aus subatomaren Teilchen besteht, würde es auch mir schwerfallen, das zu akzeptieren.

Gedanken und Gefühle sind ebenfalls Energie. Wenn unsere Gedanken nur noch um Sorgen und Befürchtungen kreisen, fließt die entsprechende Energie durch unseren Körper. Stress ist die wichtigste Krankheitsursache. Nur wenn wir uns ein neues Weltbild aneignen, das uns eher die Schönheit in jedem Moment sehen lässt als das Leid, können wir verhindern, dass wir unsere wertvolle Energie verlieren, und schließlich lernen, wie wir Energie empfangen, denn das ist die eigentliche Aufgabe des vierten Chakras.

Die meisten Menschen lernen durch die Schwierigkeiten, die sie in ihrem Leben haben, denn für gewöhnlich lernen wir unbewusst. Wenn wir auf der Erde inkarnieren, vergessen wir unsere früheren Leben und die Lektionen, die wir lernen wollen, während wir hier unterwegs sind. Doch wenn wir erst einmal den enormen freien Willen erkannt haben, den wir alle haben, sehen wir die Kämpfe unserer Vergangenheit mit ganz anderen Augen, und sie werden schön. Während wir lernen, bewusst zu wachsen, verschwinden die Hindernisse und Dankbarkeit erfüllt uns.

DER FREIE WILLE

Der freie Wille ist das größte das Universum steuernde Gesetz. Selbst die Reinkarnation erfordert einen Akt des freien Willens. Bevor wir auf der Erde reinkarnieren, wählen wir unser Geschlecht und die Eltern, von denen wir das Gefühl haben, dass sie uns die größten Lernmöglichkeiten bieten können. Auch die Art des Lernens, die der Entwicklung und Heilung unserer Seele am meisten dienlich ist, wählen wir sorgfältig aus. Wenn wir unsere Wahl treffen, nehmen wir uns Zeit und betrachten alle möglichen Alternativen, welche die von uns angestrebte Erfahrung möglich machen. Dazu gehört auch die Wahl des Jahrhunderts, in dem wir inkarnieren. Wenn das nächste Mal Hindernisse in Ihrem Leben auftauchen und Sie sich fragen »Warum passiert mir das?«, denken Sie daran, dass der göttliche Wille im Überfluss vorhanden ist und dass Sie daran teilhaben!

Indem wir erkennen, dass jeder von uns für sein eigenes Leben verantwortlich ist, finden wir heraus, dass es eine andere Möglichkeit gibt, unser Verständnis zu vertiefen, die es nicht erforderlich macht, dass wir leiden. Doch das braucht Zeit. In der Regel durchleben Menschen mehrere schwierige Phasen, bevor ihr Bewusstsein dazu übergeht, durch positive Handlungen und Gedanken zu lernen.

Ich plädiere nicht dafür, dass wir den Schmerz anderer Menschen ignorieren. Vielmehr gebe ich zu bedenken, dass wir ihnen mehr helfen können, wenn wir eher ihre Möglichkeiten als ihre Einschränkungen sehen. Das wird ihnen ebenso helfen wie uns selbst. Statt uns Sorgen über eine Situation zu machen, müssen wir unsere Wahrnehmung davon verändern, indem wir unser innerstes Wesen bitten, uns die Schönheit in dem Hindernis zu zeigen. Warten Sie ab und beobachten Sie, was sich Ihnen bietet.

• • •

In Elaines Fall gebe ich ihr den Rat, sich das Mitgefühl, das sie anderen Menschen mit Krebs schenkt, für sich selbst aufzubewahren. Sie vergießt ein paar Tränen. »Es fällt mir so schwer, andere leiden zu sehen. Ich glaube nicht, dass ich es schaffe zu tun, was Sie von mir verlangen. Ich brauche nicht so viel Fürsorge. Ich bin stark und habe immer ein angenehmes Leben geführt.«

»Das mag sein, aber Sie haben gerade den Krebs überlebt, eine schwere Operation und giftige Medikamente, und nun haben Sie Angst, dass der Krebs zurückkommt.«

Ich frage Elaine nach ihrer Kindheit, denn übermäßiges Mitgefühl für andere beginnt für gewöhnlich schon sehr früh. Elaine erzählt mir, dass ihr Vater, ein Arzt, viele Stunden arbeitete und ihre Mutter, die zu Hause bei den Kindern blieb, emotional labil war. Die vier Kinder waren manchmal ganz auf sich allein gestellt und machten sich ständig Sorgen um das Wohlergehen ihrer Mutter. Elaine sagt, dass kaum über diese Situation gesprochen wurde, noch nicht einmal, als sie längst erwachsen war. Sie glaubt, dass sich ihr Vater schuldig fühlte, als sie klein war, dass er aber nie in der Lage war, die Situation in Ordnung zu bringen.

»Elaine, ich finde es faszinierend, dass Sie Ihren Vater verteidigen, wenn Sie mir diese Geschichte erzählen, aber als Kind waren Sie die Betreuerin Ihrer Mutter. Mir geht es nicht darum, Ihre Eltern zu kritisieren, weder den Vater noch die Mutter, aber an einem bestimmten Punkt werden Sie zugeben müssen, dass Sie ein

Kind waren und es in der Verantwortung Ihrer Eltern lag, sich um Sie zu kümmern und nicht umgekehrt.«

Elaine klopft sanft auf meine Hand, die auf ihrem Herz-Chakra liegt, und sagt: »Aber ich kann seinen Schmerz fühlen, und ich möchte nicht, dass er ihn fühlt.«

»Haben Sie Ihrem Vater jemals gesagt, wie Sie sich fühlen?«

»Nein, das würde ihn umbringen.«

Elaines Bemerkung ist eine Übertreibung, das weiß ich, aber ich weiß auch, dass dies genau die Art ist, wie sie versucht, die Gefühle anderer Menschen zu schützen. »Wenn er nicht weiß, wie Sie sich fühlen, wie soll er dann etwas lernen? Das ist der Punkt, an dem Sie davon profitieren können, dass Sie sich bezüglich einer Situation neutral verhalten. Wenn Sie aufhören können, die Gefühle Ihres Vaters zu empfinden und stattdessen ehrlich mit ihm über Ihre Kindheit reden, wachsen Sie vielleicht beide an dieser Erfahrung.«

Ich habe Elaine in den darauffolgenden zwei Jahren regelmäßig gesehen. In dieser Zeit war sie weder in der Lage, mit ihrem Vater über ihre Kindheitsgefühle zu sprechen, noch fiel es ihr leicht, die Schönheit in schwierigen Situationen zu sehen. Aber sie arbeitete daran und stellte mir immer und immer wieder dieselben Fragen, um eine neue Perspektive zu gewinnen.

Dann, eines Tages, erzählt mir Elaine, dass sich ihr Krebs aus dem Stadium I, das aggressiv behandelt worden war, zum Stadium IV entwickelt hat. Elaine hat nun einen bösartigen Tumor an einer der hinteren Rippen, und weil ihr Krebs Östrogen-positiv war, hat sie sich einer Totaloperation unterzogen, um sein Fortschreiten zu verlangsamen.

Elaine ist deutlich erschüttert und spricht über ihren Onkologen, der, wie sie glaubt, ebenso bestürzt ist wie sie. »Er hat mir so leidgetan, als er mir das mitteilen musste. Ich weiß, dass ich für ihn fast so etwas wie eine Tochter bin, und der Ausdruck in seinem Gesicht war niederschmetternd.«

Ich kenne Elaines Onkologen und bin sicher, dass ihre Beschreibung seiner Gefühle richtig ist, aber ich möchte, dass sie sich davon trennt und mit ihren eigenen Gefühlen in Verbindung kommt. »Was denken Sie über die neue Diagnose?«

»Oh, es ist enttäuschend. Ich dachte, ich wäre entlastet. Ich habe alles richtig gemacht, und jetzt ist mein Krebs in Stadium IV? Aber ich weiß, dass alles gut werden wird. Ich weiß es einfach.«

Während Elaine spricht, spüre ich wenig Emotion in ihrer Stimme. »Elaine, ich möchte Sie darauf hinweisen, dass Sie mehr mit den Gefühlen Ihres Onkologen verbunden sind als mit Ihren eigenen. Ich weiß, Sie sind eine empathische Person, aber es ist wichtig, dass Sie lernen, demgegenüber, was andere fühlen, neutral zu bleiben. Nur dann werden Ihre Gefühle Vorrang gegenüber den Gefühlen anderer haben. Ich glaube, dass Brustkrebs eine Krankheit ist, die unterdrückte Trauer zum Ausdruck bringt. Wenn Sie Ihre Trauer nicht empfinden, können Sie sie nicht loslassen. Und unglücklicherweise kann sich die nicht empfundene und nicht losgelassene Trauer auf Dauer in Form von Krankheit manifestieren.«

Elaine scheint mir zuzuhören, aber dann spricht sie wieder über die nachlassende Gesundheit ihrer Mutter und ihre Sorgen um ihre alternden Eltern, die immer noch in dem Haus leben, in dem sie ihre Kindheit verbracht hat. Ihr Vater weigert sich umzuziehen oder eine Hilfe für ihre Mutter zu finden, aber allein kann er sich auch nicht um sie kümmern.

»Ich besuche sie oft, weil ich das einzige Familienmitglied bin, das in der Nähe wohnt. Ich bin frustriert darüber, dass meine Mutter nichts für sich tun will und dass mein Vater nicht einsehen kann, dass sich ihr Gesundheitszustand immer mehr verschlimmert.«

»Zusätzlich zu Ihren eigenen gesundheitlichen Problemen kümmern Sie sich also auch noch um Ihre Mutter?«

»Wenn Sie es so sagen, klingt es schrecklich.«

»Elaine, Sie müssen Grenzen setzen. Sie sind weiterhin diejenige, die nährt – und das, wo Sie nun mehr als je zuvor selbst genährt werden müssten.«

Elaine und ich haben schon mehrere Male über die Trauer gesprochen, die in ihrem Körper vergraben ist, die Trauer darüber, dass sie als Kind nicht genährt wurde, und wie ihre Empathie für andere diese Trauer noch verschlimmert. Ich mache mir Sorgen, wenn sich die Krankheit eines Klienten so verschlimmert, wie es bei Elaine der Fall war. Ich weiß, wie schwer es ist, innere Arbeit zu leisten, selbst unter den besten Umständen. Und nun, wo die Dinge für Elaine weit weniger optimal aussehen, ist es noch schwieriger.

Der Brustkorb ist ein großartiges Versteck für ungefühlte Emotionen. Frauen speichern für gewöhnlich ihre Trauer dort, Männer ihre unterdrückte Wut. Wenn die Wut oder die Trauer nicht gefühlt wird, sickern die aufgestauten Emotionen nach einer Weile in den Körper und verursachen möglicherweise eine Erkrankung der Organe im Bereich des Herz-Chakras: Herz, Lungen, Brüste und Thymusdrüse.

Elaine sieht die Sorge in meinem Gesicht und sagt: »Was denken Sie? Macht Ihnen der neue Tumor Kummer?«

»Es tut mir so leid, dass Sie das alles noch einmal durchmachen müssen – die Operation und all diese Behandlungen. Sie sind eine wunderbare Person und haben es verdient, ein Leben frei von der Unterbrechung durch gesundheitliche Krisen zu führen. Doch um Ihre Frage wirklich zu beantworten, ich weiß auch, dass es Ihnen wieder besser gehen wird. Vielleicht gehören Sie irgendwann zu der einen Million Amerikaner, die mit Krebs leben.«

»Das glaube ich auch, und es ist in Ordnung für mich. Sehen Sie mich immer noch auf der Hochzeit eines meiner Kinder tanzen?«

Elaine fragt mich das oft. An dem Tag, als wir uns zum ersten Mal trafen, hatte ich, während ich mir innerlich die Frage nach ihrer Zukunft stellte, eine Vision. Ich sah sie in einem leichten lavendelfarbenen Kleid auf der Hochzeit eines ihrer Kinder tanzen. Um sie zu beruhigen, erzählte ihr von meiner Vision, denn ich sah ihr an, dass sie fürchtete, ihren Körper vielleicht nur allzu bald zu verlassen.

»Ja, Elaine, ich habe immer noch dieselbe Vision. Allerdings möchte ich Sie daran erinnern, dass nicht alle meine Visionen wahr werden. Das für Sie Wichtigste ist, dass Sie den Ausgang Ihres Lebens neutral betrachten«, sage ich und erkläre ihr diese Wahrheit noch einmal.

»Es kann in jedem Moment alles Mögliche geschehen. Ich könnte morgen von einem Bus angefahren werden und viele Jahre vor Ihnen sterben. Die Länge eines Lebens ist weniger wichtig, als wie man es lebt.«

• • •

Neutral bleiben

Umstände als gut oder schlecht zu bezeichnen, bedeutet: Wir möchten, dass etwas Bestimmtes passiert, damit wir glücklich sind, gesegnet oder froh – oder was immer wir als menschliche Wesen auch anstreben mögen. Doch obwohl wir möchten, dass etwas Bestimmtes geschieht, sind alle Situationen in Wirklichkeit ein und dasselbe. Sie sind bloß. In jedem Moment ist mehr Schönheit enthalten, als wir möglicherweise ertragen können. Wünsche und Urteile loszulassen und sich einfach zu erlauben, diese Schönheit zu sehen – das ist es, was »neutral« bedeutet. Neutral sein ist eine hohe Frequenz, die im vierten Chakra fließt. Von diesem vorurteilslosen Ort aus lernen wir zu vergeben, Kompromisse zu schließen, statt zu kämpfen und zu lieben, wo wir ursprünglich das Gefühl hatten, dass es nichts Liebenswertes gibt. An diesem Ort, tief im vierten Chakra, wohnt der wahre Friede. Zugang zu dieser Art von Liebe zu bekommen, erlaubt menschlichen Wesen, ganz bewusst zu wachsen.

• • •

Elaine fällt es schwer, das zu begreifen. »Logisch verstehe ich, was Sie sagen, Marie, aber emotional kann ich meiner Angst vor dem Sterben anscheinend nicht entkommen«, sagt sie.

»Elaine, wir sterben alle – emotional, spirituell und physisch – jederzeit. So entwickeln wir uns. Wie können wir wirklich leben, wenn wir uns Sorgen um die kleinen Tode machen, die jeden Tag stattfinden, oder um den finalen, den wir am meisten fürchten? Es ist wichtig, dass wir im Moment leben – in diesem Moment, nicht in irgendeinem künftigen, unbekannten Moment, der von der Angst ans Licht geholt wird. Jetzt, in diesem Moment, sind Sie Mutter, Ehefrau, Tochter, Freundin und ein menschliches Wesen. Das ist Ihr Moment. Das ist alles, was es gibt.«

SIND SIE EIN EMPATHISCHER MENSCH?

Menschliche Wesen haben kollektiv die Idee von der Selbstliebe (drittes Chakra) entwickelt. Wie sieht Selbstliebe aus, und wie kann ich wissen, dass ich sie erreicht habe? Wenn Sie bereits daran gearbeitet haben, sich selbst zu lieben, denken Sie vielleicht, dies sei eine einschüchternde Aufgabe, mit der Sie sich jahrelang abmühen müssen. Aber hier kommt eine gute Nachricht! Die menschliche Rasse hat den Punkt erreicht, an dem eine Trendwende stattfindet und wir uns der Selbstliebe emotional bewusst werden, was bedeutet, dass wir als Gruppe in Zukunft mehr Zeit im vierten Chakra verbringen. Das bedeutet, dass mehr und mehr Menschen ihre Herzen öffnen und sich um andere kümmern. Das vierte Chakra dehnt sich buchstäblich aus, und viele Menschen werden mitfühlend, empathisch. Empathisch zu sein bedeutet, die Gefühle anderer zu spüren, sogar die von völlig fremden Menschen. Empathie ist eine Gabe, die dazu führen wird, dass wir unsere Welt auf eine Weise ernähren, kleiden und unterstützen werden, die wir uns noch gar nicht vorstellen können. Die mit der Empathie verbundene Herausforderung besteht darin, sich mit den Gefühlen anderer wohlzufühlen – selbst wenn diese traurig, einsam oder verzweifelt sind – und sich weiterhin für ihre Emotionen und ihr Leben zu engagieren.

Als Elaine an diesem Tag meine Praxis verließ, war sie deutlich entschlossener, präsent zu bleiben und glücklich mit dem zu sein, was ist. Sie las und hörte positive Botschaften und setzte täglich Affirmationen ein, um Abstand von der Angst zu gewinnen. Ihre konventionellen Behandlungen verliefen sehr gut, und innerhalb eines Jahres war ihr Krebs wieder am Abklingen. Elaine spürte nur wenige Nebenwirkungen ihrer Behandlungen und konnte mit Erfolg ein neues Medikament anwenden, das die Knochen stärkt, statt Arzneimittel zu nehmen, die das Immunsystem unterdrücken, um die Entwicklung der Tumore aufzuhalten. Ich sagte ihr, dies sei ein gutes Zeichen, und sie habe offenbar gelernt, mit weniger Angst zu leben.

»Unsere äußere Welt ist ein Spiegel unserer inneren Welt«, sage ich. »Sie nähren sich in letzter Zeit offenbar mehr selbst, denn Ihre Behandlungen sind jetzt weniger brutal für Ihren Körper, als es die früheren Behandlungen waren. Wie haben Sie es geschafft, mehr für sich selbst zu tun?«

»Nun, es war nicht leicht, aber ich habe meinen Vater überzeugen können, ambulante Betreuungskräfte für meine Mutter zu engagieren. Aber letztlich musste ich ihre Terminpläne koordinieren, weil meine Mutter sie immer wieder rausgeworfen hat.«

Ich verkneife mir ein Kichern, als Elaine über ihre Mutter spricht, die zwar zunehmend schwächer wird, aber immer noch Macht über andere ausübt. Ich kenne ihre Eltern nicht persönlich, hatte aber schon viele Visionen von ihnen, ihrem Haus und den manipulierenden Verhaltensmustern der Mutter.

»Lassen Sie mich eins klarstellen. Ihr Vater lässt Ihre Mutter Entscheidungen über ihre ambulanten Betreuungskräfte treffen, koordiniert diese aber gar nicht? Haben Sie schon einmal daran gedacht, Ihrem Vater Grenzen zu setzen? Ich sehe nämlich einige Betreuer, deren Entlassung weder nötig noch gerechtfertigt war.«

»Ich wusste, dass Sie das sagen würden, aber dies alles ist so schwer für meinen Vater. Jetzt hat er der ambulanten Pflege endlich zugestimmt, und da möchte ich sicherstellen, dass mein Vorschlag für uns alle funktioniert.«

»Die wahre Herausforderung für Sie besteht darin, Ihre eigenen Gefühle spüren zu lernen und anderen gegenüber neutral zu sein«, erinnere ich sie.

Elaine fällt es immer noch schwer, ihre eigenen Gefühle mehr zu spüren, als die Gefühle anderer. Nach wie vor ist sie nicht in der Lage, mit ihrem Vater über ihre Kindheit zu sprechen, und nach wie vor macht sie sich Sorgen um sein Glück. Kurz nachdem sie den Umzug ihrer Mutter in ein Pflegeheim erfolgreich organisiert hatte, verstarb diese. Elaine ist nun schon seit zehn Jahren meine Klientin und lebt erfolgreich mit ihrem Krebs. Sie lernt immer noch viel über sich selbst und weiß, dass keiner von uns sein Leben kontrollieren und gleichzeitig wachsen kann. Sie konzentriert sich jetzt ganz darauf, Spaß zu haben und zu tanzen, wo immer sie gerade ist.

• • •

Übungen für das vierte Chakra

Die folgenden Übungen sind für das vierte Chakra und alle Organe und Systeme, die es steuert. Sie werden Ihnen helfen, empfangen zu lernen, neutral zu werden und sich in höher schwingende Chakras auszudehnen, um Ihre Wahrheit auszusprechen, ein multisensorisches Wesen zu werden und sich mit der Quellenergie zu verbinden.

Ausgleich in einer Minute

Diese einfache Übung vermindert die Angst und bringt das vierte Chakra ins Gleichgewicht, indem sie es mit der umfassenden Liebe in Verbindung bringt. Klopfen Sie mit mehreren Fingern sanft auf die Mitte Ihres Brustbeins. Diese Übung aktiviert die Thymusdrüse, die eine wichtige Rolle für das Ausbalancieren unseres Immunsystems, die Erhöhung unseres Energieniveaus und die Verbesserung unserer Blutzirkulation spielt. (Wenn Sie unter sehr großem Stress stehen, sollten Sie mehrere Minuten lang klopfen.)

Energie empfangen

Die Rückseite des vierten Chakras liegt zwischen den Schulterblättern. Dieser Bereich des Körpers hat die höchste Empfänglichkeit für Energie. Um das Herz-Chakra ins Gleichgewicht zu bringen, können Sie mindestens fünfmal am Tag visualisieren oder fühlen, wie sich Energie in Ihren Rücken hineinbewegt. Beispielsweise könnten Sie sich vorstellen, dass ein großer Vogelschwarm in Ihren Rücken fliegt; hören oder fühlen, wie warmer Regen in Ihren Rücken eindringt, oder eine wunderbare Melodie hören, deren Schwingungen Ihr Herz-Chakra erfüllt.

Eine großartige Möglichkeit, das Empfangen von Liebe zu üben, besteht darin, sich mit dem Rücken zum Wasserstrahl unter die Dusche zu stellen.

Menschen, die am meisten von dieser Übung profitieren könnten, haben oft die Tendenz, sie zu vergessen und dann eben nicht zu machen. Eine sehr gute Möglichkeit sich zu erinnern, ist, darauf zu achten, wann andere einen auf positive Weise bemerken. Vielleicht wenn jemand sagt: »Danke dir« oder »Süßes T-Shirt!« oder »Ich wünsche Ihnen einen schönen Tag!« Lassen Sie sich in diesen freundlichen Momenten daran erinnern, durch das Herz-Chakra zu empfangen.

Wenn Sie den Bogen mit dieser Übung erst einmal heraushaben, ist es wichtig, den Akt des Empfangens wirklich zu spüren, was eine enorm bewegende Erfahrung sein kann.

• • •

Kinder haben ein großartiges Vorstellungsvermögen und lernen sehr leicht, wie man Energie mit den Rücken aufnimmt. Wenn Ihre Kinder von den wunderbaren Möglichkeiten träumen, die sie später einmal haben werden, wenn sie erwachsen sind, dann geben Sie ihnen den Rat, sich vorzustellen, wie sich ihre künftige Karriere durch ihren Rücken in sie hineinbewegt. Diese Übung wird die Energie anziehen, die nötig ist, damit ihre Träume Wirklichkeit werden können.

Schönheit in allen Dingen erfahren

Wir brauchen einen offenen Geist und ein offenes Herz, um die Schönheit in allen Dingen zu sehen. Das Praktizieren dieser Offenheit führt dazu, dass wir umfassende Liebe in unseren Herzen und in unserem Geist bereithalten. Die folgenden beiden Meditationen, die furchtsame Gedanken und negative Urteile auslöschen, helfen Ihnen, eine umfassendere Liebe zu empfinden. Wenn Sie nicht sicher sind, ob Sie dazu neigen, über andere zu urteilen oder einfach negative Gedanken zu haben, sollten Sie ein paar Tage lang ganz genau auf Ihre Gedanken achten. Sie werden erstaunt sein, was Sie dabei entdecken.

Atemmeditation

Wenn Sie das nächste Mal von einem schrecklichen Ereignis hören und der Ansicht sind, dass darüber absolut nichts Positives gesagt werden kann, versuchen Sie diese Übung, um Ihre Sorgen und Ängste zu beruhigen. Suchen Sie sich einen ruhigen Ort, wo Sie allein und ungestört sitzen können, und atmen Sie fünf Minuten lang tief ein und aus. Machen Sie dann fünf Minuten lang die folgende einfache Zen-Atemmeditation:

1. Finden Sie eine bequeme Sitzhaltung und schließen Sie die Augen.
2. Nehmen Sie ein paar tiefe Atemzüge und atmen Sie dann ganz natürlich weiter, ohne bewusst zu versuchen, die Atmung zu kontrollieren.
3. Sagen Sie »eins« beim Ausatmen.
4. Atmen Sie ein. Sagen Sie »zwei«, wenn sie das nächste Mal ausatmen. Und so weiter bis »fünf«.
5. Dann beginnen Sie einen neuen Zyklus und zählen wieder bei jedem Ausatmen von eins bis fünf.

Gehmeditation

Wenn Sitzen nicht entspannend für Sie ist, können Sie es mit Gehmeditation versuchen. Wählen Sie einen nahe gelegenen Park oder Strand und gehen Sie dort eine halbe Stunde spazieren, wobei Sie darauf achten, dass Sie Einatmen und Ausatmen mit Ihren Schritten koordinieren.

Nachdem Sie sich mit diesen Übungen beruhigt haben, kehren Sie zu den beunruhigenden Bildern und Informationen in Ihrem Geist zurück und fragen sich, ob in der Situation irgendeine Bedeutung oder Schönheit enthalten ist. Ich habe diese Übung kürzlich gemacht, und zwar nach dem Tsunami und der Atomkatastrophe in Japan. Ich wurde daran erinnert, wie es mich mit Hoffnung erfüllte, als ich von dem Mitgefühl las, das die Japaner einander gezeigt hatten: Menschen, die in ganz anderen Provinzen lebten, sparten Energie, um mehr Ressourcen für die verwüsteten Gebiete zur Verfügung zu stellen. Manchmal verwendeten sie sogar Kerzen statt elektrischem Licht. Die Stadtverwaltung von Tokio verlegte ihre Arbeitszeiten vor, damit keine Elektrizität eingesetzt werden musste, wenn es dunkel wurde. Es gab keine Plünderungen und keine Randale auf den Straßen. Ich hatte wirklich das Gefühl, dass uns das japanische Volk mitten in seiner Tragödie Lehren hinterlassen hat, denen wir alle folgen können. Und ich war wirklich dankbar.

Sie entdecken vielleicht erstmals eine neue Art, die Situation zu sehen. Vielleicht müssen Sie auch noch einmal meditieren, damit Sie sich weniger verzweifelt fühlen. Doch seien Sie versichert, es ist immer Schönheit in allem.

Lernen, nicht über andere zu urteilen

Viele von uns beurteilen andere nach ihrem Geschlecht, ihrer Rasse, ihrem ökonomischen Status oder der Wahl ihrer Kleidung. Durch diese Übung lernen Sie, andere zu lieben statt über sie zu urteilen.

Suchen Sie, wenn Sie an einem öffentlichen Ort mit vielen Menschen zusammen sind, etwas an einigen dieser Menschen, das Sie schätzen und gut finden. Vielleicht gefällt Ihnen eine Frisur, ein Mantel oder die Art, wie eine Person die Hand eines Kindes hält. Echte Wertschätzung für diese einfachen Dinge zu empfinden, kann Ihr negatives Denken deutlich verringern.

Wenn wir Schönheit in allem sehen, fällt es uns viel leichter, die Schönheit in uns selbst zu sehen.

6

DAS FÜNFTE CHAKRA
Die eigene Wahrheit aussprechen

Meine Klientin Julie besuchte mich seit ein paar Jahren und hatte meine Hilfe immer wieder wegen kleinerer gesundheitlicher Probleme in Zusammenhang mit einer stressigen Ehe mit einem Alkoholiker in Anspruch genommen. Mittlerweile ist sie um die vierzig und tut als Mutter von vier Kindern ihr Bestes, um der Kinder zuliebe eine Beziehung zu ihrem Exmann aufrechtzuerhalten.

Julie sitzt auf einem Stuhl in meiner Praxis und ist die personifizierte Gesundheit. Sie ist körperlich bestens in Form, weil sie regelmäßig Sport treibt und sehr auf ihr Aussehen achtet. Ihre langen blonden Haare strahlen in der Sonne, die durchs Fenster fällt. Sarah, ihr jüngstes Kind, liegt auf der Massagebank. Obwohl sie erst acht Jahre alt ist, ist Sarah eine ebenso tolle Sportlerin wie ihre drei älteren Brüder. Sie tritt bei den Landesmeisterschaften im Turnen an und trainierte gerade für eine wichtige Entscheidung, als sie vor etwa einem Monat Schmerzen im rechten Ellbogen bekam, die eine Fortführung des Trainings unmöglich machten.

Ihr Kinderarzt hatte auf ihren Röntgenbildern keinen Hinweis auf Frakturen oder andere strukturellen Probleme gefunden. Ein Dopplerultraschall, der den Fluss des Blutes durch die Gefäße misst, zeigte einen verminderten Blutfluss im Ellbogen an, aber der Spezialist im Kinderkrankenhaus hatte keine Ahnung, wodurch er verursacht wurde. Er gab die Empfehlung, Sarah solle ihren Arm vier Wochen lang nicht benutzen. Danach wollte er den Blutfluss erneut prüfen. Bis zu diesem Termin waren es noch zehn Tage, aber Sarah hatte nach wie vor Schmerzen. Julie dachte nun, ich könne vielleicht helfen.

Sarah ist bezaubernd. Ich sehe sofort, dass sie ein guter Mensch ist, und ihre Mutter sieht aus, als wäre sie sehr stolz auf sie. Ich empfinde überwältigendes Mitgefühl für ihre Familie, weil sie eine so schwere Zeit durchgemacht haben. Ich weiß, dass die Teilnahme an sportlichen Wettkämpfen für sie die beste Möglichkeit war, diesen ganzen Stress zu bewältigen. Sarahs ältere Brüder sind alle Wettkampftaucher. Ich habe eine Vision, in der Julie und ihre Kinder Sportveranstaltungen besuchen und sich gegenseitig anfeuern und unterstützen. Das ist ihre Art der Bindung. Ich habe auch eine Vision der kleinen Sarah inmitten ihrer großen Brüder, die sie auf jeden Fall lieben, aber sie wie einen Jungen behandeln und den sportlichen Wettbewerb auch zu Hause fortsetzen.

Ich erkläre Sarah das Chakra-System so, wie ich es allen Kindern erkläre, indem ich mich ganz auf die Farben der Chakras konzentriere und darauf, wie sie sich drehen. Ich frage, ob ich ihr meine Hände auflegen darf. Sie sagt Ja. Sie ist ganz aufgeregt, als sei sie der Ansicht, was ich da tue, sei ein Geheimnis, aber eines, auf dessen Erleben sie sich freut.

Ich werde sofort zu Sarahs rechtem Ellbogen gezogen, obwohl mir Julie nicht gesagt hat, welcher Ellbogen schmerzt. Ich werde auch von der rechten Seite ihres Halses angezogen. Ob beides etwa miteinander zu tun hat, weiß ich noch nicht, aber ich bin sicher, dass das fünfte Chakra beteiligt ist. Als ich Sarahs Ellbogen berühre, erscheint vor meinem inneren Auge eine blaue Linie, die von ihrem Ellbogen bis zu ihrem Hals verläuft.

»Tut das weh, Sarah?«

»Ein bisschen.«

»Entschuldigung. Ich werde versuchen, dir keine Schmerzen zuzufügen, die mehr wehtun als diese. Sag mir bitte sofort, wenn ich aufhören soll … Okay?«

»Sie ist zäh und kann damit umgehen«, sagt Julie. »Stimmt doch, Süße?«

»Ja, es ist nicht schlimm. Mir geht's gut.«

»Also gut, dann bleibe ich jetzt noch ein bisschen länger in diesem Bereich, aber ohne noch mehr Druck auszuüben als bis jetzt. Ist das in Ordnung?« Sarah lächelt und sagt Ja.

Während ich Druck ausübe, sehe ich vor meinem inneren Auge Sarahs Turntrainer. Ich sehe einen Mann um die vierzig in dunkelblauer Trainingshose, einem weißen T-Shirt und einer roten Jacke mit Reißverschluss. Er ist etwa 1,80 Meter groß und steht neben dem Schwebebalken in einer sehr großen Turnhalle. Ein junges Mädchen geht oder tanzt eher auf dem Schwebebalken. Der Trainer schreit sie an. Das Mädchen ist Sarah.

»Turnst du gern, Sarah?«

»Ja, sehr gern!«

»Magst du deinen Trainer?«

»Ja.«

Bevor ich meine Vision erkläre, wie ich es in jeder Sitzung mache, werfe ich einen Blick auf Julie um zu schauen, wie sie auf meine Frage reagiert. Ihr Gesicht ist unverändert.

»Nun, ich sehe, dass dein Trainer dich anschreit. Stimmt das?«

Julie windet sich ein wenig auf ihrem Stuhl und sagt: »Er ist sehr begabt, und Sarah hat Glück, ihn als Trainer zu haben. Aber es stimmt, er kann schwierig sein.«

»Oh. Ist das für dich in Ordnung, Sarah?«

»Ja.«

»Nun, hier ist meine Meinung: Es gibt einen unmittelbaren Zusammenhang zwischen dem verminderten Blutfluss in Sarahs Ellbogen und dem Verhalten ihres Trainers. Anschreien verhilft niemandem zu einer besseren Leistung. Abgesehen davon ist Sarah ein gutes Kind. Sie setzt Anweisungen gut um und möchte alles richtig machen, damit andere zufrieden sind.«

Julie sagt: »Wir wissen, dass er anstrengend sein kann, aber er ist einer der besten Trainer in der Gegend, und Sarah liebt Wettkämpfe. Es ist ungewöhnlich, dass jemand, der so jung ist wie Sarah, an Landesmeisterschaften teilnimmt und auch noch gewinnt.«

Ich schaue nach unten in Sarahs Gesicht und lächle. Ich sehe sie am Stufenbarren. Sie fliegt durch die Luft, nachdem sie den oberen Holm losgelassen hat. Ich bin sicher, dass nur wenige Sekunden vergehen, bis sie den unteren Holm greift, aber in meiner Vision schwebt sie in Zeitlupe. Ich sehe ihre starken, gut entwickelten Muskeln, als sie ihre Beine nach hinten streckt und in Vorbereitung auf den Kontakt mit dem unteren Holm mit beiden Händen nach vorn greift. Ich spüre das Adrenalin in ihr, während sich ihre Muskeln straffen und ihre Hände an den unteren Holm klatschen und ihn greifen. Kreidestaub fliegt durch die Luft, und schon ist sie wieder weg.

Sarahs sportliche Fähigkeiten inspirieren mich. Ich kann auch Julie dafür bewundern, dass sie ihre Kinder in ihrem Sport hält, auch angesichts der zeitlichen Zwänge, der Kosten und der schwierigen Persönlichkeiten mancher Trainer. Mein Exehemann hat die Fußballmannschaften meiner drei Töchter trainiert. Er hat die Kinder auch angeschrien. Ich hasste das. Nach einer Weile hat er gemerkt, dass er jeden Satz, den er an die Mädchen richtete, nur mit einem »ihr Süßen« beenden musste, um zu verhindern, dass ich ihn alle fünf Minuten mit *diesem Blick* bedachte.

Ich merke, dass Julie vielleicht nicht sensibel genug für Sarahs Gefühle ist. Und Sarah hat gelernt, ihre Gefühle unter Verschluss zu halten. Bei diesem Mädchen mit drei älteren Brüdern, diesem Trainer und einem Alkoholiker als Vater gibt es Anzeichen dafür, dass es ihr schwerfällt, ihre Wahrheit auszusprechen.

* * *

Das fünfte Chakra – persönliche Macht

Das fünfte Chakra liegt im Zentrum Ihres Halses und ist hellblau. Dieses Chakra steuert den Hals, den Mund, die Zähne, das Zahnfleisch, die Zunge, die Mandeln, die Schilddrüse, die Halswirbel, den Kehlkopf, die Speiseröhre, die Ellbogen, die Unterarme und die Schultern. Auf einer emotionalen Ebene geht es in diesem Chakra darum, Ihre Wahrheit zu sagen. Wenn wir unsere Wahrheit aussprechen, ermächtigen wir uns selbst. Macht hat nichts damit zu tun, sich besser zu fühlen als andere oder andere zu übervortei-

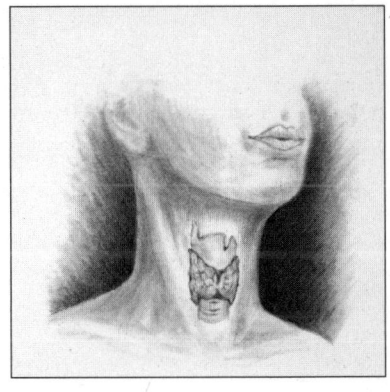

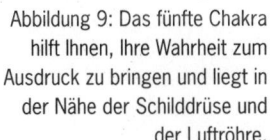

Abbildung 9: Das fünfte Chakra hilft Ihnen, Ihre Wahrheit zum Ausdruck zu bringen und liegt in der Nähe der Schilddrüse und der Luftröhre.

len, wie sie in unserer Kultur oft definiert wird. Wahre Macht hat man, wenn man sich sicher genug fühlt, auch verletzlich zu sein.

DAS WESEN IHRER PERSÖNLICHEN MACHT FÜHLEN

Manchmal ist es schwer zu verstehen, wie mächtig wir wirklich sind. Hier ist eine meditative Übung, die Ihnen hilft, Ihre innere Macht zu spüren.

Schließen Sie die Augen und atmen Sie mehrmals tief ein und aus, um Ihren Körper zu entspannen. Stellen Sie sich vor, dass schöne Wurzeln oder Ranken aus Ihren Füßen in den Boden wachsen und Sie dort verankern. Beim Einatmen atmen Sie ruhige Energie ein. Beim Ausatmen lassen Sie jeden Stress los, der sich im Laufe des Tages, der Woche oder des Monats in Ihnen angesammelt hat. Nachdem Sie ein paar Minuten ruhig geatmet haben, lenken Sie Ihre Aufmerksamkeit auf einen winzigen Lichtpunkt tief in Ihrem Körper. Lassen Sie Ihr Wesen ganz klein werden, so klein wie dieser winzige Lichtpunkt. Wie fühlt es sich an, so klein zu sein? Wie fühlt es sich an, Ihre ganze Existenz zu dieser winzigen Helligkeit zusammenschrumpfen zu lassen? Lassen Sie Ihre täglichen Aktivitäten sanft in den Hintergrund treten. Erlauben Sie sich nur die Gedanken, die zu dem klaren Licht passen. Spüren Sie die Leichtigkeit, die es mit sich bringt, so klein zu sein, und lassen Sie alle anderen Dinge von Ihrer Aufmerksamkeit wegfließen. Bleiben Sie ein paar Minuten an diesem Ort und lernen Sie Ihre persönliche Macht kennen, mit der Sie Ihre Energie zusammenziehen können.

Nun erlauben Sie dem Licht sich auszudehnen. Lassen Sie Ihr Wesen größer und immer größer werden. Das Licht umgibt Ihr ganzes Sein und reicht über die Wände des Zimmers, in dem Sie sitzen, hinaus. Spüren Sie in diesem erweiterten Licht, wie sich Ihr Wesen über alle Grenzen hinaus erhebt, während Sie Bekanntschaft mit dem grenzenlosen Wesen machen, das Sie wirklich sind. Wie fühlt es sich an, so groß zu sein? So weit weg? Nichts hält Sie zurück, während Sie auf magische Weise immer größer werden. Lassen Sie das Gefühl, so groß zu sein, einige Minuten auf sich wirken. Kehren Sie, wenn Sie dazu bereit sind, in den Raum innerhalb der natürlichen Grenzen Ihrer menschlichen Welt zurück und spüren Sie, wie Sie mit beiden Füßen in der Erde verwurzelt sind.

• • •

Ich beschließe, mich bezüglich Sarahs fünftem Chakra von meiner Intuition leiten zu lassen.

»Sarah, wie ist es, die Jüngste in deiner Familie zu sein?«

»Ich finde es toll.«

»Raufst du dich oft mit deinen Brüdern?«

Sarah und ihre Mutter kichern, und die Mutter sagt: »Ja.«

»Das glaube ich gern.«

Ich sehe alle drei Brüder vor meinem inneren Auge: stark, lustig und definitiv auf Unabhängigkeit bedacht. Ich höre Worte, die meine Vision begleiten: »In dieser Familie müssen alle stark sein. Da zeigt man keine Schwäche.«

»Sagst du deinen Brüdern manchmal, wie du dich fühlst?«

»Eigentlich nicht. Ich versuche es, aber wenn ich weine, sagen sie, dass ich ein Baby bin.« Mit meinem Finger übe ich weiterhin gleichbleibenden Druck auf einen Punkt im Innern ihres Ellbogens aus, den ich als hervorgehoben wahrnehme. Der Druck setzt irgendwann große Mengen angestauter Energie frei, die sich aus ihrem Ellbogen in den Raum ergießt.

Sarahs Mutter sagt: »Manchmal können sie richtig gemein sein.« Sie macht ein trauriges Gesicht, um Sarah ihre Sympathie zu zeigen.

»Und ich nehme mal an, es kommt nicht infrage, dass du deinem Trainer einmal sagst, welche Wirkung sein Anschreien auf dich hat?«

»Meine Mama hat schon ein paar Mal mit ihm gesprochen, aber er findet nicht, dass er brüllt.«

»Das kann in der Tat eine Herausforderung sein.« Ich erinnere mich nur zu gut daran, wie mein Exehemann die Fußballkinder von hinter der Seitenlinie angebrüllt hat.

»Nun, Sarah, es sieht so aus, als sei zu sagen, wie du dich fühlst, in mehreren Bereichen deines Lebens ein Thema. Jetzt wollen wir erst einmal dafür sorgen, dass das Blut wieder in deinem Ellbogen fließt, damit du bald wieder an Wettkämpfen teilnehmen kannst. Und in der Zwischenzeit lernst du, anderen ganz klar zu sagen, wie es dir geht, und dich dabei gut zu fühlen.« Ich halte einen Moment inne. »Glaubst du, du könntest deine Gefühle in ein Tagebuch schreiben, statt anderen zu sagen, wie es dir geht?«

Sarah hebt ihren Kopf von der Massagebank und schaut ihre Mutter an. Die lächelt und nickt zustimmend.

»Okay«, sagt Sarah.

»Prima, dann bin ich ja froh, dass wir einen Plan haben. Geräusche mit deiner Stimme zu machen ist die beste Möglichkeit, um angestaute Energie aus dem fünften Chakra zu befreien, aber jede

Art, echte Emotionen zum Ausdruck zu bringen, hilft dem fünften Chakra und damit letztlich auch deinem Ellbogen.« Mutter und Tochter machen einen glücklichen Eindruck. Selbst der Raum fühlt sich warm an, seit ihr neuer Plan feststeht. Im Laufe der Jahre habe ich festgestellt, dass zum Ausdruck gebrachte Worte eine Situation völlig verändern können, einschließlich der Energie in einem Raum. Ich bin zuversichtlich, dass Sarah am Wettkampf teilnehmen kann.

· · ·

Wahre Macht öffnet Ihre Seele

Wenn Menschen über ihre wahren Emotionen sprechen, sehe ich eine Hitzewelle aus Energie, verursacht von Tausenden von subatomaren Teilchen, die sich in die Vorderseite ihres fünften Chakras bewegen. Diese Energie kommt von der Seele. Ihre Seele weiß alles und schwingt nur mit der Wahrheit. Wenn wir unsere Wahrheit umgehen oder gar lügen, sickert wichtige Lebensenergie aus unserem fünften Chakra, was möglicherweise Erkrankungen in den Körperstrukturen verursacht, die von diesem Chakra unterstützt werden.

Die meisten Menschen umgehen ihre Wahrheit. Sie lächeln, auch wenn sie gar nicht glücklich sind, und erzählen anderen, dass es ihnen gut geht, obwohl sie in Wirklichkeit unter einem gebrochenen Herzen leiden, pleite, stinksauer oder krank sind. Noch seltsamer ist, dass viele Menschen ihre Glücksgefühle verstecken, damit sich andere davon nicht unangenehm berührt fühlen müssen. In der Tat verdrängen die meisten Menschen ihre Emotionen so stark, dass sie tief ins Innere ihres Körpers wandern, wo sie dann Energieblockaden bilden und das gesamte Energiesystem schwächen.

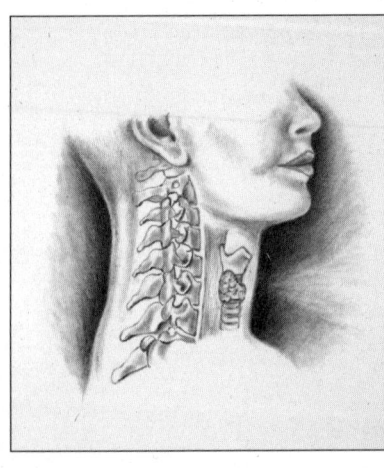

Abbildung 10: Aufbauende und stärkende Energie bewegt sich in den Bereich, wo das fünfte Chakra liegt: die Halswirbelsäule, die Schilddrüse und die Speiseröhre.

Es ist aufbauend und stärkend, anderen (oder sogar sich selbst) zu sagen, wie man sich wirklich fühlt. Indem Sie andere wissen lassen, was Sie wirklich fühlen, geben Sie ihnen die Chance, Ihr wahres Ich kennenzulernen und Sie besser zu fördern, und zwar auf eine Weise, die Ihre Individualität unterstützt. Wenn jemand Sie nicht versteht oder Ihnen keine Unterstützung geben kann, ist das die Information, die Ihnen helfen könnte, die richtigen Entscheidungen darüber zu treffen, wen Sie in Ihr Leben lassen möchten und wen nicht. Indem Sie lernen, Ihre Wahrheit auszusprechen, bekommen Sie Zugang zu der damit verbundenen Kraft, die Sie befreit, und stärken diese Kraft.

Diejenigen, die persönliche Macht verkörpern, kümmern sich nicht darum, was andere von ihnen denken. Dies ist eines der größten Geschenke, das Sie sich selbst machen können. Wahre

Macht ist gütig. Sie urteilt nicht über andere, aber sie versteht, dass man, um sich authentische Macht zunutze machen zu können, sein wahres Selbst annehmen und zum Ausdruck bringen muss.

* * *

Weil sie weniger emotionales Gepäck mit sich herumschleppen als Erwachsene, geht die Heilung bei den meisten Kindern schneller vonstatten. Lehren wie die Theorie von der persönlichen Macht begreifen sie sehr schnell. Wenn sie von ihren Eltern in diesen neuen Ideen bestärkt werden, kann deren Integration ein Leben lang anhalten. Wenn sich die Eltern allerdings selbst erst mit diesen neuen Ideen anfreunden müssen, können sie das Kind nur wenig darin bestärken, und die Ideen zerstreuen sich vielleicht wieder.

Nach zwei Sitzungen war der Blutfluss in Sarahs Ellbogen wieder normal, ihre Schmerzen waren verschwunden und sie trainierte wieder für Wettkämpfe im Turnen. Mir gegenüber äußerte sie, dass meine Einsichten über ihren Trainer richtig gewesen waren. Das Tagebuchschreiben half ihr und sie war jetzt sowohl zu Hause als auch beim Training viel entspannter.

Zwei Jahre später suchte Sarah mich erneut auf und klagte über die gleichen Symptome. Während der Sitzung kamen wir noch einmal auf unsere frühere Unterhaltung über den Stil ihres Trainers zu sprechen und wie schwer es für Sarah war, emotional damit umzugehen. Ich sagte ihr, dass ihre Gefühle in ihrem Körper gefangen seien und dort Schmerzen und andere körperliche Symptome verursachten.

So wie Sarah und ihre Mutter während dieser Sitzung aussahen, wusste ich, dass sie darüber gesprochen hatte, ob Sarah vielleicht etwas an ihrem Sport verändern wollte. Ein paar Tage nachdem Sarah meine Praxis verlassen hatte, beschloss sie, sich einem anderen Sport zuzuwenden. Sie folgte der Leidenschaft ihrer Brüder und wurde Sporttaucherin. Später erzählte sie mir, ihr Tauchlehrer sei sehr nett und werde höchst selten laut. Ich war begeistert.

Danach sah ich Sarah sechs Jahre lang gar nicht. Mittlerweile ist sie sechzehn Jahre alt und ziemlich attraktiv. Sie ist wegen einer gutartigen Geschwulst an ihrer Schilddrüse wiedergekommen.

Da ihr meine Praxis inzwischen wohlvertraut ist, lässt sich Sarah gleich auf die Massagebank fallen.

»Nun, meine Liebe, deine Schilddrüse sagt dir also, was dein Ellbogen dir schon seit Jahren sagt.«

»Ich weiß. Die Ärzte wollen mich operieren, aber ich will auf keinen Fall eine Narbe. Mama und ich dachten, Sie könnten mal wieder zaubern.«

Ich lächle beide an. Sie sind wirklich zu niedlich ... im wahrsten Sinne des Wortes. Gleichzeitig denke ich: »Wie wär's, wenn ihr mal eure innere Arbeit machen würdet, meine Damen?«

Doch ich sage: »Lass mich mal einen Blick auf deine Schilddrüse werfen und sehen, was da bei mir passiert.«

Ich lege meine rechte Hand über Sarahs Hals und die linke auf ihre rechte Schulter, um sie zu erden. Meine rechte Hand liegt etwa sieben Zentimeter über ihrer Schilddrüse. Die Energie, die von dort kommt, ist heftig. Es fühlt sich genauso an, wie wenn ich mein Handy viel zu lange am Ohr habe ... fast schmerzhaft. Gleichzeitig spüre ich diese Intensität, und ich sehe Probleme, die etwas mit der Gewebeentnahme zu tun haben. Ich habe die Vision eines Arztes in OP-Kittel und Gesichtsmaske, der gerade mit einer Biopsienadel Gewebe aus Sarahs Schilddrüse entnommen hat. Er reicht einer neben ihm stehenden Krankenschwester die Spritze. Ich konzentriere mich auf das Fragezeichen.

»Sarah, du hast gesagt, die Geschwulst sei gutartig, aber hat die Gewebeentnahme vielleicht Fragen für die Ärzte aufgeworfen?« Sarah schaut ihre Mutter an, die eine Augenbraue hebt.

»Ja, sie sind nicht zu hundert Prozent sicher, dass die Geschwulst gutartig ist. Sie konnten nicht genügend Zellen entnehmen und möchten noch eine Biopsie machen für den Fall, dass es Krebs ist. Und wenn, möchten sie den Bereich nicht stören.«

Ich bleibe länger in diesem Bereich und setze alles ein, was ich in meiner Trickkiste habe, um eine Veränderung der Energie zu bewirken. Ich verwende Reiki-Symbole und andere Modalitäten, die ich auch sonst praktiziere. Ich setze einen positiven Aufmerksamkeitsakzent für Gesundheit in diesem Bereich. Ich bitte das göttliche Licht, sich in ihre Schilddrüse zu ergießen, und lade ihren Körper ein, die vollkommene Energie aufzunehmen, die er braucht, um eine Veränderung in ihrer Schilddrüse zu ermöglichen. Dennoch findet keine erkennbare Veränderung statt. Ich weiß, was ich Sarah und ihrer Mutter sagen muss, aber ich mache weiterhin Energiearbeit in diesem Bereich, bevor ich erkläre, was ich herausgefunden habe.

Nach ein paar Minuten sage ich: »Nun, die Geschwulst ist höchstwahrscheinlich gutartig, aber ich glaube nicht, dass sich die Zellen verändern. Sie fangen an, wie präkanzeröse Zellen auszusehen. Zum Glück befällt Schilddrüsenkrebs nur sehr selten auch andere Teile des Körpers. Aber ich glaube, du musst diese Operation machen lassen. Wenn du nicht zu lange wartest, kann der Chirurg hoffentlich einen Teil deiner Schilddrüse retten. Dann musst du vielleicht keine Medikamente nehmen, um deinen Hormonhaushalt zu regulieren.«

Julie und Sarah schauen erstaunt drein. Eine solche Empfehlung haben sie nicht von mir erwartet.

»Glauben Sie denn nicht, dass die Geschwulst von allein wieder weggehen kann?«

»Ich denke, die Geschwulst kann verschwinden oder aufhören zu wachsen, wenn Sarah daran arbeitet zu verstehen, warum es ihr so schwerfällt, ihre Gefühle zum Ausdruck zu bringen. Aber diese Art von Selbstreflexion braucht Zeit. Der Tumor fühlt sich für mich aggressiv an. Ich halte diese Vorgehensweise angesichts von Sarahs Geschichte zum gegenwärtigen Zeitpunkt für die beste.«

Ich spüre ihre Angst vor der Operation und den Wunsch ihrer Mutter, mögliche Schmerzen oder andere Nebenwirkungen eines invasiven Eingriffs zu vermeiden. Julie und Sarah schauen einander häufig an und lassen mich auf diese Weise wissen, wie groß die Angst ist, die unser Gespräch hervorgerufen hat.

Ich weiß, dass Sarah ein paar gesundheitliche Probleme in Zusammenhang mit ihrem Hals-Chakra hat, was darauf hinweist, dass sie ihre Authentizität erst noch erkennen muss.

»Das Kennenlernen deiner Wahrheit ist eine ganz persönliche Erfahrung, Sarah. Deine Wirklichkeit basiert auf deinen individuellen Gefühlen, weil jeder von uns anders auf das Leben reagiert. Oftmals unterdrücken wir unsere Wahrheit, weil wir unbewusst fürchten, dass andere uns nicht mehr lieben, wenn wir ehrlich sind. Es wird dir Kraft geben, diese Angst zu überwinden. Deine Wahrheit ist ein Geschenk an die Menschlichkeit. Wenn du dich offenbarst, werden andere von deiner einzigartigen Auslegung des Lebens lernen, und in diesem Prozess wirst du dich selbst befreien.«

»Wie können wir ihr helfen, mehr aus sich herauszugehen?«, fragt Julie.

»Zunächst ist es wichtig zu erkennen, dass Sarah ein großes Herz hat und es jedem recht machen will. Sie hat ein sehr gutes Gespür für die Gefühle anderer und sagt lieber nichts, als andere zu verletzen. Sarah, du wirst deine verständnisvollen Gefühle für andere beiseitelassen und dich zum Ausdruck bringen müssen – und da spielt es keine Rolle, was du von dem mitbekommst, was andere fühlen.«

»Mensch, ich glaube das stimmt, Marie. Sarah kommt und setzt sich zu mir, wenn ich traurig bin, auch wenn ich ihr nichts über meine Gefühle gesagt habe.«

Sarah setzt sich auf. Sie vergießt ein paar Tränen. Ihre Mutter steht auf, wischt Sarah die Tränen weg und küsst sie auf die Stirn.

»Ich weiß nicht, ob ich leisten kann, was ihr von mir wollt.«

»Ich weiß.« Ich lächle und streiche sanft über Sarahs linkes Knie. »Versuch es einfach, und wenn es länger dauert, als du gedacht hast, hast du immer noch die Möglichkeit, dich operieren zu lassen.« Lächelnd zwinkere ich ihr zu, diesmal schalkhaft, auch wenn die beiden ganz genau wissen, dass ich das mit der Operation ernst meine. »Es gibt viele Salben auf dem Markt, die verhindern, dass nach der OP Narben sichtbar bleiben, Sarah«, sage ich.

• • •

Stärke durch Verletzlichkeit

Wenn Sie wirklich offen sind, sind Sie verwundbar, genau wie wenn Sie eine Schramme auf dem Knie haben. Vielleicht möchten Sie diese Verletzung unter einem großen Verband verschwinden lassen, aber wenn die Schramme keine frische Luft bekommt, wird sie nur noch klebriger und heilt nicht. Es kann eine Menge Mut erfordern, wirklich zu sagen, was man denkt und fühlt. Und es zu tun, heißt nicht, dass die Person, der man es sagt, einem zustimmt oder einen auch nur versteht. Jemandes Zustimmung zu bekommen ist nicht das Ziel des ehrlichen Sprechens.

Vielmehr lässt es andere sehen, wer Sie sind, was Sie wollen und wann Sie bereit sind, Kompromisse einzugehen. Ihr Gegenüber lernt Ihr wahres Ich kennen – und damit machen Sie sich verletzlich. Wahre Freunde, Partner und Familienmitglieder sehen einander so, wie sie wirklich sind, und lieben denjenigen, den sie da sehen. Sie schätzen Ihre Wahrheit.

• • •

Ein Jahr nachdem sie mich konsultiert hatte, wurde die Geschwulst in Sarahs Schilddrüse operativ entfernt. Der Chirurg konnte einen Teil des Gewebes retten, und Sarah nimmt jetzt Medikamente, um die natürliche Funktion ihrer Schilddrüse zu ergänzen. Sie hofft, dass sich bald alles normalisiert und sie in Zukunft keine Medikamente mehr nehmen muss. Sarah ist mittlerweile ein sehr viel freimütigerer Mensch. Es kommt sogar vor, dass sie ihre Brüder anschreit, wenn ihr dies notwendig scheint, um gehört zu werden. Und sie ist stolz auf sich selbst, wenn sie ihre Trainer bittet, sie etwas mehr zu respektieren, indem sie sich einer freundlichen Sprache bedienen. Sie ist Taucherin und studiert an einer Universität in Texas.

Julie beschreibt ihre Tochter heute als einen Menschen, der seine Wahrheit freimütig zum Ausdruck bringt. Sarahs Ehrlichkeit und Freundlichkeit haben dazu beigetragen, dass ihre ganze Familie innerlich wachsen konnte und dass heute alle Familienmitglieder positiver aufeinander reagieren. Julie war erstaunt, als ich sie fragte, ob ich Sarahs Geschichte in dieses Buch aufnehmen dürfe, denn immerhin hatte Sarah am Ende eine Operation gebraucht und Medikamente nehmen müssen. Ich sagte Julie, dass die Art und Weise, wie wir geheilt werden, überhaupt keine Rolle spielt – nur *dass* wir geheilt werden.

Was ich Sarah sagte, brachte etwas in mir persönlich zum Klingen. Nachdem ich eine Ehe beendet hatte, in der nur selten die Wahrheit gesagt worden war, stellte ich eine Familienregel für mich und meine Kinder auf: Was immer du auch fühlst, teile anderen *deine* Wahrheit mit. Während Sie lernen, Ihre tiefsten Ängste und größten Freuden zum Ausdruck zu bringen, bauen Sie Vertrauen auf, bis Sie sich sicher genug fühlen, verletzlich zu sein. In unserer Familie haben wir uns auf diese Weise wirklich kennengelernt – in unseren Rollen als Familienmitglieder und, was noch wichtiger ist, als Freunde. Meine Töchter sind mittlerweile erwachsen. Wir verbringen aber immer noch gern Zeit miteinander, weil dann alle wirklich so sein können, wie sie sind. Als Mutter habe ich einen Extrabonus dafür bekommen, dass ich meine Kinder ermutigt habe, immer ehrlich zu sein und ihre Meinung zu sagen: Ich habe von ihren klaren Einsichten profitiert. Ich glaube, dass Kinder unsere besten Lehrer sind.

· · ·

Die Macht der Ehrlichkeit

Wenn Sie ehrliche Beziehungen haben möchten, damit Sie und andere Ihr wahres Ich kennenlernen können, sind hier ein paar hilfreiche Richtlinien. Ich habe ein paar Geschichten hinzugefügt, um Ihnen das Verständnis zu erleichtern.

1. Die Wahrheit kann schmerzlich sein. Doch letztendlich wird der Schmerz durch ein spektakuläres Gefühl der Freiheit ersetzt, weil der Schmerz des Kummers das Tor zu einer neuen Seinsweise ist.

Bevor meine Ehe zu Ende war, taten mein Exmann und ich unser Bestes, um uns durch die schlammigen Wasser einer sich verändernden Beziehung zu bewegen. Es war für uns beide ein großer Schock, dass ich meine Wahrheit aussprechen lernte, und es kam auch nicht sehr gut an. Er wollte wissen, was aus meinem früheren Ich geworden war, und ich war jeden Tag aufs Neue erstaunt über das, was da aus meinem Mund kam. Mit jeder Unterhaltung wurde zunehmend deutlicher, dass wir uns in den meisten Dingen nicht mehr einig waren. Diese Erkenntnis verwirrte mich zutiefst, aber ich war nicht bereit, zu meinen alten Verhaltensweisen zurückzukehren und meine Gefühle um des lieben Friedens willen zu unterdrücken. Um mein Unbehagen zu vermindern, begann ich zu meditieren und entdeckte eine dringend benötigte Verbindung zu mir selbst, die mir bis heute Frieden schenkt.

2. Wenn Sie sich selbst ehrlich zum Ausdruck bringen, kommt Ihr wahres Ich auf magische Weise zum Vorschein.

Bevor ich erstmals eine Klasse unterrichtete, stellte ich eine Lerngruppe aus Freunden zusammen, um in der Kunst des Offenbarens besser zu werden und meine Lehrfähigkeiten zu üben. Wir meditierten auch regelmäßig. In einer unserer Meditationen sah ich mich auf einer Bühne stehen und zu mehreren Hundert Menschen sprechen. Ich war glücklich, während ich dies visualisierte, aber auch verwirrt. Für mich stellte es bereits eine Herausforderung dar, vor einigen wenigen Menschen zu sprechen. Ich lief rot an, mir wurde ganz heiß, ich fing an zu schwitzen und bot als Sprecherin keinen schönen Anblick. Aber der Gedanke, wie viel Spaß ich in meiner Vision gehabt hatte, ließ mich nicht mehr los. Also erlaubte ich mir, diese Vision regelmäßig zu genießen. Tief im Innern hatte ich das Gefühl, dass das Universum mir half, etwas über mich selbst zu begreifen.

Und heute spreche ich natürlich zu Tausenden von Menschen in Kursen, Radioprogrammen und in diesem meinem ersten Buch.

3. Machen Sie sich bereit für eine Veränderung, denn Ihr Leben wird sich verändern.

An einem Punkt meiner Karriere als Krankenschwester fiel mir auf, dass ich Freude und Erleichterung verspürte, wenn ich am Ende meiner Schicht aus dem Krankenhaus ins Tageslicht trat. Das war für mich ein Zeichen, dass meine Arbeit als Krankenschwester anstrengend geworden war. Ich war tieftraurig, denn ich liebte meinen Beruf. Und ich machte mir Sorgen um meine Zukunft. Ich hatte hart gearbeitet, um mir meine Karriere als Krankenschwester aufzubauen, und machte mir nun Sorgen, wovon ich in Zukunft leben sollte, wenn ich meinen Beruf jetzt an den Nagel hängte. Doch als ich ehrlich mit mir selbst war und meine Gefühle zum Ausdruck brachte, erkannte ich, wie sehr ich von zu Hause aus arbeiten wollte. Ich hatte mir nicht erlaubt, diesen Wunsch auszumalen. Doch seine Erfüllung hat mich zu meiner größten Leidenschaft geführt: Energiearbeit. Ich habe irgendwann eine Praxis für Energiearbeit eröffnet, in der ich bei mir zu Hause arbeiten konnte und bis heute arbeite.

Übungen für das fünfte Chakra

Die folgenden Übungen sind für das fünfte Chakra und sämtliche Organe und Systeme, die es steuert. Sie werden Ihnen helfen zu lernen, wie Sie sich selbst authentisch zum Ausdruck bringen und ein kraftvolles Wesen werden können. Machen Sie das folgende Quiz und finden Sie heraus, wie Sie Ihre Wahrheit zum Ausdruck bringen.

Quiz: Sagen Sie Ihre Wahrheit?

Die vier Aussagen weiter unten werden Ihnen helfen einzuschätzen, wie gut Sie Ihre Wahrheit zum Ausdruck bringen. Geben Sie sich selbst einen bis vier Punkte (wie in der Tabelle unten angedeutet), je nachdem, wie gut die Aussagen Sie beschreiben.

1	Das trifft auf mich nicht zu.
2	Das trifft auf mich vielleicht zu.
3	Ich möchte gern, dass dies auf mich zutrifft, und ich arbeite daran.
4	Das trifft absolut auf mich zu und ich mag, wie es sich anfühlt!

Ich habe eine einzigartige Lebenseinstellung _____
Ich teile meine einzigartige Lebenseinstellung offen mit anderen
_____
Ich bin mit mir und der Welt im Reinen, wenn andere meine Einstellung nicht verstehen _____
Mir ist klar, dass meine einzigartige Lebenseinstellung wertvoll ist und anderen hilft zu wachsen und zu ihrer eigenen einzigartigen Einstellung zu finden _____

Nun addieren Sie Ihre Punkte und lesen den entsprechenden Abschnitt. Er informiert Sie darüber, wie gut Sie sich im Moment zum Ausdruck bringen, und gibt Ihnen einen Hinweis darauf, was als Nächstes zu tun ist.

Punkte	Bringen Sie Ihre Wahrheit zum Ausdruck?
4 – 6	Sie verstehen vielleicht, wie wichtig es ist, dass Sie aus Ihrem Herzen sprechen, aber Sie müssen genau dies erst noch lernen. Üben Sie es, indem Sie mit Objekten sprechen, die nicht antworten: Katzen, Steine, Wände. Diese Dinge können Ihre neuen besten Freunde werden, wenn es darum geht, die Kunst des kraftvollen Ausdrucks zu erlernen. Nach einer Weile werden Sie eine Veränderung in Ihrer Energie bemerken, die Ihnen genügend Selbstvertrauen gibt, um Ihr wahres Ich Ihren Mitmenschen gegenüber zunehmend zum Ausdruck zu bringen.
7 – 9	Sie fangen an, anderen gegenüber aufrichtig zu sein. Das mag sich seltsam anfühlen und Ihre Freunde denken vielleicht, dass Sie sich verändert haben, aber irgendwann wird das seltsame Gefühl einem »Aha-Erlebnis« weichen. Dies lässt Sie wissen, dass vollständiger Ausdruck wichtig ist und das Streben danach Ihr erwünschtes Ziel. Versuchen Sie eine Vertrauensperson zu finden – vielleicht jemanden, der Ihnen nicht zu nahesteht – mit der Sie Ihre Wahrheit auf einer breiteren Ebene teilen können. Diese Erfahrung vermittelt Ihnen ein derart energetisches Hochgefühl, dass Ihnen Ihre Wahrheit bald viel leichter von den Lippen kommen wird.
10 –13	Sie segeln durch Ihr Leben und bringen sich auf authentische Weise zum Ausdruck! Manche Freunde scheinen Ihre Adresse vergessen zu haben, aber das ist in Ordnung für Sie. Sie kennen genügend Leute, die Ihre Weltsicht teilen, und wissen, dass neue wahre Freunde hinter jeder Ecke auf Sie warten. Sie sind dankbar für Ihren Mut und fühlen sich frei, ganz Sie selbst zu sein! Achten Sie gut auf die Weisheit, die Sie teilen; machen Sie sich Notizen, denn Ihre Wahrheit ist unter anderem dazu gedacht, Ihre eigene Entwicklung zu fördern.
14 –16	Sie sind ein alter Hase, wenn es darum geht, Ihre Wahrheit zu sagen. Andere suchen in Scharen Ihren Rat, und Sie spüren die Macht Ihrer Worte, die Ihnen von Ihrer Umwelt gespiegelt wird. Sie haben Geduld mit denen, die sich dieses ermächtigende Privileg erst noch erwerben müssen – oder die sich weigern, es für sich anzunehmen. Sie wissen, dass die göttliche Kraft in jedem von uns ist. Sie denken vielleicht darüber nach zu lehren, zu beraten oder zu schreiben, um sich selbst und Ihre einzigartige Weltsicht noch mehr zum Ausdruck zu bringen.

Ausgleich in einer Minute

Um Ihr Hals-Chakra zu öffnen und stärkende Energie zu empfangen, sprechen Sie laut in einer Fantasiesprache mit vielen Kehllauten. Machen Sie diese Übung täglich eine Minute lang. Dadurch, dass Sie so harte Töne anschlagen, befreien Sie die angestaute Energie zurückgehaltener Worte, von denen Sie dachten, sie könnten jemanden verletzen. Wundern Sie sich nicht, wenn in der Folge Ihre Nackenschmerzen verschwinden und Ihre Schilddrüse besser arbeitet. Diese Übung kann beides bewirken.

Im Laufe der Jahre habe ich herausgefunden, dass Menschen, die vor dieser Übung zurückschrecken, sie besonders nötig haben. Wenn Sie sich beim Durchlesen der obigen Quizfragen unwohl fühlen, klappen Sie das Buch am besten gleich zu, suchen sich einen Raum, wo Sie ungestört sind, und brüllen in einer Fantasiesprache herum. Das wird Ihr Leben für immer verändern.

● ● ●

Dies ist eine großartige Übung für Eltern von Kindern, die sich gern mal streiten. Meine Mutter empfahl diese Übung, wenn sich irgendwelche ihrer fünf Kinder gegenseitig anbrüllten. Jedes Mal, wenn wir diese Übung machten, fingen wir an zu lachen, statt uns weiter anzuschreien.

Tönen für das fünfte Chakra

Vor einigen Jahren begann ich damit, in Sitzungen zu tönen, also eine Klangschwingung zu erzeugen, um die Dichte der Energiearbeit zu erhöhen. Anfangs schämte ich mich ein wenig für die merkwürdigen Töne, die da aus meinem Mund kamen, vor allem, weil ich völlig unmusikalisch bin. Aber ich weiß, dass Klang außergewöhnliche Schwingungen trägt und dass Schwingungen jede Situation verändern können. Das Tönen beeinflusst unsere Stimmung auf eine ähnliche Weise wie Musik, und das wiederum transformiert unsere Energie. Folgen Sie diesen einfachen Anweisungen, um gesunde Energie in Ihrem fünften Chakra zu erzeugen:

1. Atmen Sie tief durch und öffnen Sie den Mund ein wenig.
2. Legen Sie die Zungenspitze ans Gaumendach, wo immer es sich bequem anfühlt. Dadurch wird die Kundalini-Energie stimuliert, die dann die Wirbelsäule hinauf und hinunter fließt und Ihr allgemeines Energieniveau erhöht. (Auf Seite 59 finden Sie weitere Informationen zur Kundalini-Energie.)
3. Machen Sie Geräusche mit dem Mund. Es kann sich wie ein Summen anhören.
4. Wenn Ihnen die Luft wegbleibt, atmen Sie erneut tief durch und wiederholen den Ton mit der Zungenspitze am Gaumendach.
5. Tönen Sie jeweils ein paar Minuten lang und vergessen Sie dabei das Atmen nicht.

Wenn Sie sich durch den Gebrauch Ihrer Stimme wirklich gestärkt fühlen, kann sich Ihr Wesen erheben! Sie sind dann besser gerüstet, um Ihrer Intuition zu vertrauen und ein gesundes Verhältnis zu Ihrem sechsten Chakra aufzubauen, das im nächsten Kapitel behandelt wird.

7

DAS SECHSTE CHAKRA
Zum multisensorischen Wesen werden

Ich schaue mich in meinem Behandlungsraum um. Die tragbare Massagebank meiner Mutter passt perfekt und das natürliche Licht, das den Raum erfüllt, ist warm und einladend. Noch vor einem Monat war ich völlig neben mir gewesen. Im Verlauf meines Scheidungsprozesses ordnete das Gericht an, ich solle ins Krankenhaus zurückkehren und Vollzeit als Krankenschwester arbeiten. In meiner Ehe hatte ich das Glück gehabt, Teilzeit arbeiten zu können und mehr Zeit für die Erziehung unserer drei Töchter zu haben. Vor der Scheidung hatte ich meine Arbeitszeit im Krankenhaus reduziert, als Krankenschwester auf Abruf gearbeitet und Klienten von zu Hause aus betreut. Alles lief perfekt, aber ich verdiente nicht genug Geld, um die Mädchen zu ernähren. Das war der Grund für die Anordnung des Richters.

Vor nur wenigen Wochen habe ich einer meiner Klientinnen, einer Osteopathin, mein Dilemma erklärt, und sie hat mir sofort einen Raum in ihrer Klinik in der Nähe meines Zuhauses angeboten. Ich nahm dankbar an. Bevor ich mich versah, rannten mir ihre Patienten die Tür ein, um Termine für Sitzungen zu machen. Ich schaffte es, einen Tag in der Woche zu Hause zu sein und für meine Mädchen zur Verfügung zu stehen. Zwei Wochen nachdem man mir den Be-

143

handlungsraum angeboten hatte, ließ ich mich vom Krankenhaus beurlauben. Ich arbeitete bereits Vollzeit in meiner Praxis und verdiente mehr Geld, als ich als Krankenschwester jemals verdient hatte. Damit hatte ich die Forderung des Gerichts erfüllt.

Heute habe ich einen Termin mit einer Patientin der Osteopathin – einer zweiundzwanzig Jahre alten Frau, die wegen kräftezehrender Anfälle oder »Flüche«, wie sie es nennt, das Medizinstudium abgebrochen hat. Es waren nicht die großen epileptischen Anfälle (Grand-mal-Anfälle), die sich die meisten Menschen vorstellen, sondern eher Überreaktionen des Gehirns, die sie mental und physisch erschöpften. Bis jetzt hatte keine Behandlung bewirken können, dass die Anfälle aufhörten, und an manchen Tagen erlebte sie multiple Episoden.

Ich sitze in meinem Behandlungsraum, die Tür ist angelehnt, als eine Frau den Kopf hereinsteckt. Sie hat große braune Augen und ein strahlendes Lächeln auf dem Gesicht. »Sind Sie Marie?«

»Ja«, antworte ich liebevoll und denke dabei an alle Willkommensgesichter der letzten beiden Wochen.

»Hi, ich bin Bridget«, sagt sie und tritt vorsichtig ein. »Danke, dass ich kommen konnte. Ich weiß, dass ich im Moment ganz schön im Schlamassel stecke, aber weder ich selbst noch die Ärzte wissen, was man dagegen tun kann. Heute Morgen hatte ich zwei Anfälle. Sie sind so unvorhersehbar. Bis jetzt hatte ich wirklich Glück, dass ich keinen Unfall gebaut und mich nicht verletzt habe, wenn einer auftrat.«

Ich kann meinen Blick nicht von Bridgets dicken, dunklen Haaren mit den Naturlocken abwenden. Ich wollte immer solche Haare haben. Ich spüre aber auch, dass sie selbst nicht so über ihre Haare denkt. Und in der Tat, während ich ihr so zuhöre, habe ich das starke Gefühl, dass es ihr schwerfällt zu erkennen, wer sie selbst ist, und dass sie versucht, jemand zu sein, der sie nicht ist.

»Meinen ersten Anfall hatte ich vor zwei Jahren, kurz bevor ich mit dem Medizinstudium anfing. Während ich Urlaub in Europa machte, nahmen meine »Flüche« innerhalb etwa eines Monats an Intensität zu, bis ich schließlich einen Grand-mal-Anfall hatte. Es passierte mitten in der Nacht. Als ich aufwachte, lag ich völlig in den Laken verheddert auf dem Boden. Ich hatte mir heftig auf die Zunge gebissen. Ein französischer Arzt sagte, ich hätte Dysentrie und empfahl mir homöopathische Tropfen.

Ich kam sofort zurück nach Seattle und konsultierte einen Neurologen an der University of Washington, der ein EEG empfahl, um die Gehirnwellenaktivität zu messen. Sowohl das EEG als auch eine Computertomografie zeigten, dass mein Gehirn ganz normal funktionierte. Die Ärzte konnten mich also nicht mit konventionellen Antiepileptika behandeln. Nach ein paar chiropraktischen Behandlungen und viel Ruhe klangen die Anfälle ab und tauchten eine Zeit lang nicht wieder auf. Ich dachte, es sei überstanden. Dann, drei Wochen nachdem ich mit meinem Studium an der medizinischen Hochschule begonnen hatte, kamen sie – wham – mit voller Kraft zurück. Ich bin froh, dass ich nicht noch einmal einen Grand-mal-Anfall hatte, aber ich hatte eine ganze Reihe von kleineren Anfällen und eine harte akademische Phase. Ich musste das Studium in der ersten Hälfte des ersten Semesters abbrechen.«

»Es muss sehr frustrierend sein, so hart für etwas gearbeitet zu haben und es dann wegen gesundheitlicher Probleme aufgeben zu müssen«, sage ich.

»Ja, ich habe mein Grundstudium in Stanford gemacht und wurde danach an der medizinischen Hochschule angenommen. Ich hatte schon einige Zeit über einen medizinischen Beruf nachgedacht, und als mein Vater dann an Krebs erkrankte, hat sich diese Idee verstärkt. Er ist mittlerweile verstorben, was sehr schwer für mich war.«

Ich gebe einen lautlosen Seufzer von mir und spüre den Schrecken und die Trauer, den Bridgets ganze Familie über den Tod des Vaters empfunden hat. Ich spüre sofort, dass er für die Familie der Fels in der Brandung war, ein sehr kluger und strebsamer Mann. Der ganzen Familie war es sehr schwer gefallen, mit seinem Tod zurechtzukommen, aber seine Krankheit ist kein guter Grund für ihren Entschluss, Ärztin zu werden. »Es tut mir leid zu hören, dass Ihr Vater verstorben ist, Bridget. Haben Sie denn vor, mit dem Medizinstudium weiterzumachen, wenn Ihre Anfälle verschwinden?«

Bridget schaut mir mit angespanntem Blick in die Augen. Sie scheint erstaunt über meine Frage und sagt dann: »Absolut.«

Das war's. Als Bridget »absolut« sagt, fühlt sich der Raum sofort ganz schwer an, als zögen in meiner kleinen Praxis dunkle Regenwolken auf. Ich merke, dass es Bridget schwerfallen wird, sich der Wahrheit über sich selbst zu stellen: Sie soll keine Ärztin sein. Doch obwohl ich dies tief in mir ganz genau spüre, wie kann ich oder irgendjemand sonst einer anderen Person sagen, was sie tun oder lassen sollte? Ich erinnere mich selbst daran, dass Bridget um Hilfe bei der Heilung eines medizinischen Problems bittet, für das sie bisher keine Linderung gefunden hat. Ich muss ihr meine Einsichten irgendwie mitteilen, aber zuerst muss ich mein Bestes tun, um ihre Anfälle zu lindern.

»Bridget, legen Sie sich doch einfach auf die Massagebank und wir schauen, ob wir Ihre Anfallaktivität ein wenig vermindern können.« Mir zuckt es in den Händen, ihren Kopf zu halten. Die elektrischen Impulse in ihrem Gehirn schreien regelrecht nach Aufmerksamkeit.

Ich lasse beide Hände unter ihren Kopf gleiten und fange an, ihr Gehirn zu scannen. Ich suche nach energetischen Ungleichgewichten und finde sie überall. Unzusammenhängende Impulse, die wie vielfarbige Energiestränge aussehen, fliegen schnell durch-einander.

»Das Lichtspektakel in Ihrem Gehirn ist unglaublich. Ich frage mich, wie Sie nachts schlafen können.«

»Das mit dem Schlafen ist mal so und mal so. In manchen Näch-ten kann ich überhaupt nicht schlafen, in andern dafür mehr als genug. Im Moment ist eher Schlaflosigkeit angesagt. Seit die An-fälle angefangen haben, bin ich erschöpft und geistig eher lang-sam.«

Ich weiß intuitiv, dass Bridget ein sehr kreativer Mensch ist. Das Licht in ihrem Gehirn ist im Moment zwar ziemlich durcheinan-der, aber es sagt mir, dass ihr wahres Selbst fröhlich und künstle-risch ist. Beim Anblick des Lichtspektakels muss ich ein paarmal fast laut lachen. Diese Gefühle bestätigen meine Erkenntnis, dass Bridgets Persönlichkeit eher die einer Künstlerin ist als die einer Ärztin. Ich denke, auch Ärzte haben durchaus ihre kreativen Mo-mente, aber doch wohl eher selten. Das Gehirn, das ich mir hier anschaue, möchte sich selbst auf unbegrenzte Weise zum Aus-druck bringen.

• • •

Das sechste Chakra – Ihrer Intuition ver-trauen

Das sechste Chakra oder dritte Auge liegt im Zentrum Ihres Ge-hirns. Wenn es am höchsten schwingt, ist seine Farbe ein tiefes Indigoblau. Emotional geht es im sechsten Chakra darum, seiner Intuition zu vertrauen und sich dabei wohlzufühlen. Intuition ist nicht etwas, das nur einigen Menschen zur Verfügung steht; wir alle können sie nutzen. Das sechste Chakra beherrscht die Augen, die Nase, die Ohren, das Gehirn, den Hypothalamus, die Hirnanhangsdrüse und die Zirbeldrüse. Durch das Bewusstsein des dritten Auges können wir multisensorische Wesen werden. Es ist unser Geburtsrecht, Dinge jenseits unserer dreidimensionalen Welt zu sehen, zu fühlen, zu hören und wahrzunehmen und unsere physische Wirklichkeit auf einer sehr viel tieferen Ebene zu verstehen. Wenn sich das sechste Chakra dreht, energetisiert es das Gehirn und die Sinne.

• • •

Ein Blick in Bridgets Geist sagt mir, dass sie stur ist. Ich sehe spitze Ecken in ihrem Gehirn herumschweben, die Unbeugsamkeit repräsentieren. Auch wenn ihre gegenwärtigen Umstände es ihr unmöglich machen, ihr Medizinstudium fortzusetzen, ist sie nicht bereit zu entdecken, wer sie wirklich ist. Ich beschließe, ein Gespräch mit ihr zu führen, in dem ich ihr eine berufliche Alternative zur konventionellen Medizin aufzeige. Ich hoffe, es bringt ihr System nicht zu sehr durcheinander. Eine Karriere in der Medizin ist sicher eine folgerichtige Wahl für eine intelligente, warmherzige Person wie Bridget, aber ganz ehrlich, ich finde, dass es nicht ihr Lebensweg ist.

»Sie haben einen sehr kreativen Geist, Bridget. Es ist der Geist eines Künstlers. Haben Sie jemals daran gedacht, dass Ihre Talente in einem kreativeren medizinischen Bereich, etwa der Naturheilkunde, am besten zur Geltung kämen?«

Bridgets Körper versteift sich. Ihre Muskeln haben sich von den Zehen bis hinauf zum Kopf zusammengezogen, und meine Hände haben die gesamte Entwicklung gespürt. Gleichzeitig nehme ich eine Verlangsamung ihrer Energie wahr. Irgendwie haben meine

Worte eine Art Widerstand hervorgerufen. Ich weiß, dass ich auf dem richtigen Weg bin, weil ich diesen Widerstand immer gesehen und gespürt habe, nachdem ich eine Frage gestellt hatte. Die meisten Menschen vermeiden, was ihnen unangenehm ist, aber der Weg zur Heilung ist in der Regel dort zu finden, wo wir nicht hinschauen wollen.

»Witzig, meine Anfälle haben mich zu Ihnen geführt, zur alternativen Medizin, aber beruflich bin ich nicht daran interessiert.«

Wow, Gott sei Dank habe ich nicht gesagt, was ich wirklich gesehen habe. Bridgets Weg hat nichts mit Medizin zu tun. Ich arbeite einige Minuten still am Energieausgleich in ihrem Gehirn und beobachte dabei, wie ihre Energie wieder schneller wird. Dabei entspannt sie sich.

Bridgets entspannter Zustand trägt dazu bei, dass gefangene Energie in ihr Gehirn entlassen wird und dass große Mengen davon in den Raum fließen. Ich lenke diese Energie mental aus meinem Behandlungsraum hinaus und bemerke voller Freude, dass sich in ihrem Kopf eine energetische Leere ausbreitet.

Ich streiche sanft über Bridgets Schulter und frage: »Ist es jetzt angenehm?«

»Ja, es geht mir besser, danke.«

Ich versuche mich auf Bridgets Worte zu konzentrieren, während sie spricht, aber ich kann sie kaum hören. Es ist, als spreche sie unter Wasser. Auf der anderen Seite fordert ihr Gehirn meine ganze Aufmerksamkeit. Ich habe das Gefühl, als sei ich in ihre Großhirnrinde transportiert worden, wo ich von Billionen von Neuronen umgeben bin. Diese Neuronen feuern Tausende von erregenden Synapsen, was aussieht wie kreuz und quer verlaufende Fasern, die in ihrem Kopf ein Netz bilden. Es ist atemberaubend schön. Ich lenke meinen Blick auf eine Stelle, an der ich tiefer ins Innere ihres Gehirns gezogen werde. Auch in diesem Bereich wird viel Energie abgefeuert. Als ich näher komme, sehe ich etwas, das wie ein Feuerwerk aussieht: vielfarbiges Licht hüpft in einen Raum. Dieser Raum ist eng, was mir das Gefühl gibt, dass dies kein sicherer Ort für eine solche Vorführung ist. Als ich näher komme, höre ich ein Geräusch, das hier fehl am Platz scheint: ein lautes Knallen, vermischt mit einem gespenstischen Klang, der sich anhört wie Metall, das auf Metall reibt. Es ist verwirrend. Ich erkenne, dass diese Lichtvorführung und diese Geräusche hier nicht sein sollten.

Ich fange an, heilende Energie schnell auf diesen Fleck zuzubewegen. Ich frage mich, was passiert, wenn sich die neue Energie mit der Klang- und Lichtshow in diesem kleinen Bereich vermischt. Ich weiß, dass ich nichts weiter tun muss, als Licht – umfassend liebende Energie – in die Bereiche zu lenken, die meine Aufmerksamkeit auf sich ziehen, damit Veränderungen geschehen können. Allerdings habe ich üblicherweise keine genaue Vorstellung davon, was passieren wird. Werden Bridgets Anfälle heute aufhören? Werden sie sich fortsetzen, aber immer schwächer werden? Oder bleiben sie unverändert? Was ich weiß, ist, dass sie in unserer Sitzung etwas über sich selbst lernt, das ihr Gehirn veranlasst, sich umzuorientieren. Durch dieses hauptsächlich unbewusste Lernen wird sich Bridget das einprägen, was ihre Seele sie wissen lassen möchte.

Bridget verlässt meine Praxis anderthalb Stunden später. Sie kommt erst nächste Woche wieder. Ich bete, dass ihre Anfälle in der Zwischenzeit abklingen, und wünsche ihr eine in jeder Hinsicht gute Gesundheit.

· · ·

Wie man ein multisensorisches Wesen wird

Wenn Sie Ihre Intuition benutzen, ist es, als hätten Sie eine riesige innere Enzyklopädie zur Verfügung, die Ihnen in außerordentlicher Tiefe erklärt, welche Bedeutung die Ereignisse in Ihrem Leben und in Ihrer Umwelt haben. Ohne sie haben wir mit unnötigen Schmerzen und einem Mangel an Freude zu kämpfen. Intuition bringt Bedeutung durch Farbe, Licht, Klang, die Natur, Geschmack, Geruch, die Worte anderer und, was am wichtigsten ist, durch Ihre Gefühle zum Ausdruck. Unsere Intuition kann die Zukunft wahrnehmen und die Vergangenheit heilen, weil sie uns ein genaueres Bild unserer ungelösten Probleme bietet. Ihre größte Bedeutung besteht jedoch darin, Sie in jedem Moment über Ihre bestmögliche Wahlmöglichkeit zu informieren. Intuitiv zu sein bedeutet, besonders klar zu sehen, zu hören und zu fühlen.

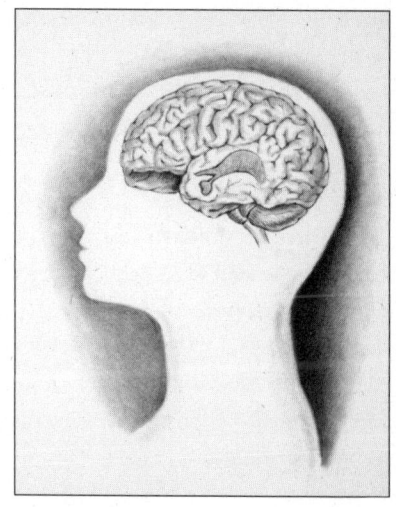

Abbildung 11: Das sechste Chakra regiert das Gehirn – wo die Neurotransmitter leben. Hier sieht man den Hypothalamus und die Hirnanhangsdrüse. Das sechste Chakra wird oft als drittes Auge bezeichnet und liegt auf der Vorder- und Rückseite des Kopfes.

Intuitive Information gelangt durch den hinteren Partner des sechsten Chakras, der auf dem »Gipfel« der Erhebung am Hinterhauptsbein liegt, in Ihren Körper. Sobald der hintere Partner die intuitive Information empfangen hat, bewegt sie sich durch Ihr Gehirn in den vorderen Partner des sechsten Chakras auf Ihrer Stirn. Die Aufgabe des vorderen Partners besteht darin, die intuitive Information in eine Sprache zu übersetzen, die auch von denjenigen von uns, die in einer rein physischen Welt leben, verstanden werden kann. Wenn wir unsere Intuition stärken, fließt sie in jede Zelle unseres Körpers und erlaubt uns, multisensorische Wesen zu sein.

●　●　●

Bridget macht einen fröhlichen Eindruck, als sie eine Woche später durch die Tür in meinen Behandlungsraum tritt. Ihr Arzt hat mich bezüglich ihrer Anfallaktivität auf dem Laufenden gehalten. Erstaunlicherweise ist sie um 80 Prozent zurückgegangen. Ich bin begeistert und fassungslos zu hören, dass sich ihr Zustand nach nur einer Sitzung so dramatisch verändert hat, aber ich bin auch gespannt, was Bridget selbst darüber zu sagen hat, wie es ihr geht.

»Vielen, vielen Dank für Ihre Hilfe, Marie«, sagt sie. »Alles wird gut!«

»Ich möchte betonen, dass sich jeder Mensch selbst heilt. Ich kann die Heilung unterstützen, aber in Wirklichkeit sind Sie diejenige, die Ihre Heilung bewirkt. Ich kann Energie in Ihren Körper hinein und aus ihm heraus bewegen, aber was Sie mit dieser Energie anfangen und die Veränderung, die das bewirkt, liegt ganz allein bei Ihnen.«

»Wollen Sie damit sagen, dass die Heilung immer in meiner Hand lag?«

»Ja.«

»Und was war letzte Woche so anders als in den Wochen davor? War es nur die Energie, die den Wandel in mir hervorgebracht hat?«

»Nein, ich glaube, dass die intuitiven Gefühle, die ich wahrnehme, wenn ich mit anderen Menschen arbeite, eine signifikante Veränderung herbeiführen können.«

»Sie meinen das Thema, über das ich nicht sprechen will?«

»Ja. Warum kommen Sie nicht rüber zum Tisch, damit wir unser Gespräch fortsetzen können?« Ich klopfe leicht mit der Hand auf den Tisch.

»Wie haben Sie sich nach unserer Sitzung letzte Woche gefühlt?«

»Friedvoll.«

»Gut. Haben Sie das als Zeichen aufgefasst?«

»Ich weiß nicht genau, was Sie meinen.«

»Bridget, ich glaube, die Antworten auf das Leben sind einfach. Wir Menschen machen sie komplizierter als nötig.«

»Ich verstehe immer noch nicht, was Sie mir sagen wollen. Tut mir leid.«

Ich stehe links von Bridget. Meine linke Hand liegt auf ihrem Herz-Chakra, die rechte auf ihrem linken Knie, um sie in ihrem Körper zu erden.

»Können wir über Ihr Medizinstudium sprechen?«

»Ja, ich weiß, dass Sie darauf hinauswollen.«

»Woher wissen Sie, dass ich unser Gespräch in diese Richtung lenken will?«

»Es stand letzte Woche wie ein Elefant im Raum.«

Ich kichere und bin froh, dass Bridget Sinn für Humor hat.

»Es ist meiner Meinung nach kein Zufall, dass Ihre Anfälle es Ihnen so richtig heimgezahlt haben, als Sie an der medizinischen Hochschule waren. Und die Tatsache, dass die Anfälle mit den

Mitteln der konventionellen Medizin, die Sie dort studierten, nicht behandelt werden konnten, ist auch ein Zeichen.«

»Sie glauben also, dass ich auf sinnlose Zufälle achten muss.«

»Ja.«

»Aber was ist mit der Logik?«

»Logik ist sehr wichtig, um die praktischen Dinge des Alltags zu bewältigen. Der für Logik zuständige Teil unseres Gehirns hilft uns, morgens rechtzeitig aufzustehen, zu frühstücken, uns anzuziehen und zur Arbeit zu gehen. Aber wenn es darum geht herauszufinden, wie man ein freudvolles Leben führt, kann uns der logische Verstand nicht in die richtige Richtung führen. Das liegt daran, dass wir von unseren logischen Gedanken, von denen die meisten schädlich sind, oft regelrecht aufgezehrt werden. Wir müssen vielleicht daran denken, das Öl in unserem Auto regelmäßig zu wechseln, damit das Auto richtig läuft, aber alle unsere Entscheidungen allein von unseren Ängsten und Zweifeln abhängig zu machen, hat lediglich ein Leben in Angst zur Folge.«

● ● ●

Intuition und das Gehirn

Wir sind alle von Geburt an intuitiv. Intuitiv zu sein ist ein ganz natürlicher Zustand. Wenn Ihre Familie und die Gemeinschaft, in der Sie aufgewachsen sind, Ihre Intuition erkannt und gefördert haben, nutzen Sie sie heute als Richtschnur für Ihr Leben. Unglücklicherweise erkennen die meisten Menschen die Bedeutung der Intuition nicht und setzen sie demnach auch nicht ein. Den meisten von uns wurde vielmehr beigebracht, Entscheidungen nur mit dem Verstand zu treffen.

Ihre wahren Gefühle sind Ihr natürliches Leitsystem, und die sitzen nicht in Ihrem Gehirn.

Jeder von uns ist ein Individuum, welches das Leben in einer Art und Weise spürt und erfährt, die sich von der aller anderen Individuen auf diesem Planeten unterscheidet. Und doch haben sich viele von uns verirrt, weil sie getan haben, was wir nach dem Diktat der Gesellschaft tun sollten. Wenn wir auf unsere einzigartigen Gefühle hören würden, wüssten wir jederzeit, welche Entscheidung die beste für uns ist. Die beste Möglichkeit, unsere Intuition zu aktivieren, besteht darin, unseren überanstrengten Gehirnen eine Pause zu gönnen. Das Gehirn braucht nur sehr wenige Energieteilchen, um gut zu funktionieren. Dennoch bewegen die meisten Menschen riesige Mengen Energie durch ihr Gehirn, indem sie denken, denken, denken. Dann verarbeiten sie, was sie gedacht haben, und denken noch ein bisschen mehr. Der Verstand ist schnell erschöpft von unseren gehetzten Gedanken, weil er immer versucht, sich für das kleinere von zwei Übeln zu entscheiden. Intuition sieht das Leben nicht in Schwarz-Weiß-Begriffen, wie es der Verstand tut. Intuition ist grau, immer in Veränderung und immer in Entwicklung.

HUNDERT ENERGIEPUNKTE

Um gut arbeiten und Informationen durch das zentrale Nervensystem schicken zu können, braucht das Gehirn sehr viel Energie aus Traubenzucker, Cholesterin und Omega-3-, -6- und -9-Fettsäuren. Allerdings braucht es weniger subatomare Teilchen als der Rest Ihres Körpers, weil das Gehirn im Vergleich zu anderen Organen sehr sparsam mit Energie umgeht. Die wahre Macht des Gehirns liegt in seiner Fähigkeit, wertvolle Weisheit und Einsichten unterzubringen und sie verfügbar zu machen, wann immer sie gebraucht werden, um kreativ und gelassen mit den verschiedenen Problemen umzugehen, die das Leben so mit sich bringt. Das logische Überanalysieren des Lebens führt dazu, dass sich übermäßig viele Energieteilchen im Gehirn ansammeln, wodurch es auf die gleiche Weise ermüdet, wie Ihr Körper auf den Verzehr von zu viel Zucker reagiert. In der Tat funktioniert das Gehirn mit weniger Energieaufwand zehnmal besser.

Stellen Sie sich vor, dass Sie jeden Tag 100 Energiepunkte bekommen, die Ihrem ganzen Körper zur Verfügung stehen. Das Gehirn braucht nur 10 bis 20 dieser Punkte, um außergewöhnlich gut zu arbeiten. Die Organge und Körpersysteme unterhalb des Halses brauchen täglich 80 bis 90 Energiepunkte, um Ihre Gesundheit und Ihr Wohlbefinden aufrechtzuerhalten. Wenn Sie zu viel Zeit mit rationalem Denken verbringen, drängt die Energie in Ihr Gehirn. Dies vermindert den wertvollen Raum, der gebraucht wird, um tiefere Einsichten zu speichern und mit anderen zu teilen. Mittlerweile hungert der Rest Ihres Körpers nach Energie. Die beste Möglichkeit, dieses innere Dilemma zu lösen, besteht darin, präsent zu sein. (Siehe Übung auf Seite 163.)

Indem wir unseren Verstand regelmäßig überlasten, verringern wir die Energie, die eigentlich für den Rest unseres Körpers gebraucht wird. Viele Organe, die Energie brauchen, liegen unterhalb des Halses, und Millionen von Menschen verhindern, dass die Energie dorthin gelangt, weil ihr Verstand das meiste davon aufbraucht.

Intuition basiert auf unseren persönlichen Gefühlen, nicht auf unseren Gedanken. Aus dem Verstandesdenken herauszukommen hilft uns, im gegenwärtigen Moment zu sein, während wir die dort angestaute Energie in den Rest unseres Körpers entlassen und ihn auf diese Weise beleben.

Ich treffe täglich Menschen, die meinen Rat suchen, wenn es um das Lösen von Problemen geht. Die Information, die sie suchen, ist in ihrem Wesen präsent, aber sie können ihre Intuition nicht nutzen, um sie zu finden, weil sie zu viel denken. Wenn sie jedoch ihrem dritten Auge erlauben, übersinnliche Informationen zu empfangen, können sie diese Daten in brauchbares Wissen übersetzen, das ihnen dabei helfen wird zu werden, wer sie wirklich sind. Intuition ist wie ein Muskel. Wenn sie nicht gebraucht wird, verkümmert sie.

• • •

Bridget versteht allmählich, dass sie Logik und Verantwortung höher bewertet als ihr persönliches Glück, wie es die meisten Menschen in unserer Gesellschaft tun. »Sie sagen also, dass ich einen anderen Standpunkt einnehmen muss als den der Logik, um herauszufinden, was das Beste für mich ist?«

»Ja.«

»Ich bin so daran gewöhnt, mein Leben logisch zu analysieren. Wie kann ich tun, was Sie mir da vorschlagen?«

»Ich weiß, dass Sie eine sehr kreative Person sind, Bridget. Die Farbe und das Licht in Ihrem Gehirn sehen aus wie ein Kunstwerk. Sie haben auch eine Bibliothek dort, ein Symbol, das ich häufig sehe, wenn ein Mensch sehr intelligent ist. Ich sage oft, dass ein solcher Mensch Arzt sein könnte. Ich kann Ihre Zerrissenheit zwischen Kunst und Klugheit sehr gut verstehen. Ich denke, beide Wege zu gehen, würde Sie vollkommen erfüllen.«

»Wow, Sie nehmen ja kein Blatt vor den Mund.«

»Nein, ich stelle mir vor, dass ein Klient, der sich endlich entschließt, jemanden wie mich zu konsultieren, vorher schon viel versucht hat, um seine Probleme zu lösen, und dass seine Zeit kostbar ist. Also Bridget, sagen Sie mir, was Sie wirklich glücklich macht.«

Bridget verliert keine Zeit und beschreibt eine Sommerfreizeit am Lake Tahoe, wo sie gearbeitet hat. Zu dem Programm gehörten Schreibworkshops und Improvisationstheater. Während sie spricht, wird das Freizeitprogramm in meinem Kopf lebendig. Weil sie sich so enthusiastisch freut, habe ich das Gefühl, als sei ich mit ihr dort und erlebe mit, was sie erlebt hat.

»Nun, das ist genau das, was ich meine. Was empfinden Sie in diesem Moment?«

»Das waren die besten Sommer meines Lebens. Ich vermisse das Camp und denke oft daran.«

Ich spüre Bridgets Trauer darüber, dass diese wunderbare Zeit vorbei ist.

»Was Sie in diesem Camp gefühlt haben, nennt man Glück. Es ist normal, das zu tun, was man gern tut und was einem Freude macht.«

»Und was ist mit Verantwortung und damit, sich wie ein erwachsener Mensch zu benehmen?«

»Bridget, manche Menschen arbeiten mit wahrer Begeisterung im medizinischen Bereich. Vergessen Sie das mit der Verantwortung. Jeder von uns hat natürliche Talente, die wir entdecken, wenn wir Seligkeit empfinden. Glauben Sie nicht auch, dass ein Grund, warum Sie sich so gut an diese Sommer erinnern, der ist, dass Sie Ihr Glück damals mit jeder Faser Ihres Körpers empfunden haben?« – »Ja, natürlich.«

»Wie würden Sie sich fühlen, wenn Sie mit jeder Faser Ihres Körpers in der Vorlesung an der medizinischen Hochschule präsent wären?«

»Ich wusste, dass diese Frage kommt«, sagt Bridget lachend. »Ich bin nicht sicher. Ich muss das eine Weile sacken lassen.«

»Nun gut, aber warum versuchen wir nicht, hier und jetzt präsent zu sein? In Ihrem Körper zu sein ist die beste Möglichkeit, Ihre Intuition zu spüren, und es ist ganz einfach. Es braucht kein endloses geistiges Durchdringen und Sie müssen auch nicht mit diversen Freunden sprechen um herauszufinden, was Sie wirklich wollen. Sie wissen es bereits und haben es immer gewusst. Und das finden Sie heraus, wenn Sie sich Ihre angeborene Fähigkeit, präsent zu sein, erschließen. Intuition spricht im gegenwärtigen Moment.

»Ich möchte, dass Sie die Augen schließen und Ihre Füße in Ihren Socken spüren.«

»Okay«, sagt Bridget und klingt skeptisch.

»Prima. Nun spüren Sie mit den Nerven unter Ihrer Haut das Gewicht und die Beschaffenheit Ihrer Socken.«

Ich sehe, wie Bridgets Gehirn immer leichter wird, während ein Schwall von Energie schnell aus ihrem Kopf zu ihren Zehen wandert.

»Wow, ich kann tatsächlich das Material spüren!«

Ich kann sehen, wie sie sich der Gegenwart immer stärker bewusst wird. »Genau jetzt sind Sie in einem Teil ihrer selbst präsent, den Sie normalerweise ignorieren. Versuchen wir ein Experiment mit Ihrer neu entdeckten Bewusstheit: Während Sie die Verbindung halten, die Sie jetzt zu Ihren Füßen haben, lassen Sie Ihren Geist in die medizinische Hochschule reisen und stellen sich vielleicht vor, dass Sie in einem Labor sitzen.«

»Das kann ich machen.«

»Gut. Ist es leicht sich vorzustellen, dass Sie dort sind?«

»Erstaunlicherweise ja. Ich habe das Gefühl, wirklich dort zu sein.«

»Gut. Fragen Sie sich jetzt, in diesem Moment, ob Sie dort glücklich sind. Dann vergleichen Sie diese Gefühle damit, wie Sie sich gefühlt haben, als Sie in jenen Sommern in Tahoe gearbeitet haben.«

Eine Pause entsteht, während Bridget in Kontakt mit ihren Gefühlen kommt. Schließlich spricht sie: »Zuerst habe ich mich ein bisschen wie betäubt gefühlt, als ich mir vorstellte, ich säße im Labor. Aber als Sie mich gebeten haben, meine Gefühle aus den beiden unterschiedlichen Erlebnissen miteinander zu vergleichen, wurde deutlich, dass ich mich in der Laborklasse angespannt, besorgt und unter Konkurrenzdruck fühlte – ganz bestimmt nicht glücklich.«

»Sie machen diese Übung sehr gut, Bridget. Glauben Sie, dass die Angst und andere Gefühle eine Rolle bei Ihren Anfällen gespielt haben?«

»Ja, ich habe eine Menge über Stress und den Körper gelernt, seit dies alles passiert ist.«

»Glauben Sie, dass Ihr Vater ein ziemlich stressiges Leben hatte?«

Wie ich vermutet habe, verändert sich Bridgets Energie, als ich das Gespräch auf ihre Familie und die Ursache ihrer gesundheitlichen Probleme bringe. Allerdings explodiert sie nicht zu einem massiven ratlosen Ball, was ich befürchtet hatte. Vielmehr kommt ihre Energie zu meiner Verwnderung zum Stillstand. Ich weiß, das ist unmöglich, weil Bridgets Herz immer noch schlägt und sie ganz normal atmet. Doch meiner inneren Wahrnehmung nach ist ihre Energie eingefroren.

Meine Vision dieser verfestigten Energie erinnert mich an eine Zeichnung mit dunklen Kohleschatten. Die Teilchen, die ich normalerweise durch den ganzen Körper wanderen sehe, erinnern nun an winzige Gesteinsbrocken. Nichts bewegt sich.

»Was wollten Sie über meinen Vater wissen?« Der Klang von Bridgets Stimme holt mich aus meiner Faszination.

»Als wir uns zum ersten Mal getroffen haben, hat die Energie Ihres Vaters Informationen über den Stress, unter dem Sie stehen, mit mir geteilt. Ich denke, Ihr Vater möchte, dass Sie einige der Entscheidungen vermeiden, die er für sein Leben getroffen hat, damit Ihres anders sein kann.«

Bridget schaut erschrocken zu mir auf. Ich sehe, wie sich ihre unbewegliche Energie zu befreien beginnt. »Was meinen Sie? Dass mein Vater versucht, mir zu helfen?«

»Ich gebrauche meine Intuition, um viele Dinge zu verstehen, selbst die von jenseits dieser Welt. Die Energie Ihres Vaters sagt mir, dass er sehr hart gearbeitet und nicht so viel Zeit mit seiner Familie verbracht hat, wie es ihm lieb gewesen wäre. Er wünscht, er hätte sich mehr Freiheit erlaubt.«

Bridget beginnt leise zu weinen. »Wann haben Sie das über meinen Vater erfahren?«

»An dem Tag, als wir uns kennengelernt haben. Ihr Vater war immer stolz auf Sie. Er hat vielleicht manchmal viel von Ihnen verlangt, aber Sie haben seine Erwartungen immer weit übertroffen. Aber jetzt versteht er besser als jemals zuvor, wie wertvoll die Zeit ist, die wir hier haben.«

Meine Hände wiegen Bridgets Kopf. Sie streckt die Hand aus, hält meinen linken Arm fest und sagt: »Danke.«

Eine Woche später kommt Bridget wieder. Sie wirkt immer noch ganz gelassen, hat aber eine neue Frisur.

»Ich mag Ihre neue Frisur«, sage ich, als sie zur Tür hereinkommt. Bridget hat sich den Kopf rasiert.

Sie lacht. »Danke. Ich habe beschlossen, dass ich noch einmal ganz von vorn anfangen und mich selbst finden muss, getrennt von all den Dingen, von denen ich denke, sie seien ich.«

»Das ist sehr tiefgründig, Bridget. Es erfordert eine Menge Mut, alles abzustreifen, wovon du denkst, dass du es bist, damit du werden kannst, wer du *wirklich* bist.«

»Marie, unsere Sitzung letzte Woche hat mein Leben verändert. Ich weiß nicht, ob Sie wirklich mit meinem Vater gesprochen haben oder woher Sie wissen, was Sie wissen, aber Ihre Worte waren genau das, was ich hören musste, und ich spüre ihre Wirkung immer noch im ganzen Körper. Nun, wo die Anfälle mich nicht mehr lahmlegen, habe ich beschlossen, mein Medizinstudium noch etwas länger zu unterbrechen und die Zeit zu nutzen, um mich selbst besser kennenzulernen.«

Anschließend kam Bridget ein Jahr lang regelmäßig in meine Praxis. In dieser Zeit fasste sie den Entschluss, ihr Medizinstudium nicht fortzusetzen, sondern Autorin und Schauspielerin zu werden. Sie lebt jetzt im Großraum Seattle und arbeitet als Herausgeberin von Webinhalten. Außerdem leitet sie Schreibworkshops, arbeitet als Songwriter und spielt in ihren eigenen One-Woman-Shows, die sie auch selbst produziert. Sie hat keine Anfälle mehr.

• • •

Übungen für das sechste Chakra

Die folgenden Übungen sind für das sechste Chakra und alle Organe und Systeme, die es steuert. Sie werden Ihnen helfen zu lernen, wie Sie sich mit Ihrer Intuition verbinden und diesen unglaublichen Muskel stärken können.

Wiederaufladen in einer Minute

Diese Übung sorgt für eine schnelle energetische Stärkung des sechsten Chakras.

1. Setzen Sie sich.
2. Halten Sie den Kopf ganz still und beschreiben Sie mit den Augen im Uhrzeigersinn große Kreise. Machen Sie das fünfzehn Sekunden lang.
3. Ändern Sie die Richtung und bewegen Sie die Augen fünfzehn Sekunden lang in großen Kreisen gegen den Uhrzeigersinn.
4. Schauen Sie jeweils fünfzehn Sekunden lang zur Decke und auf den Boden.
5. Schauen Sie jeweils fünfzehn Sekunden lang so weit Sie können nach links und dann nach rechts.

Präsent sein

Um in den Prozess des Präsentseins einzusteigen, erlauben Sie sich, die Kleidung, die Ihre Haut berührt, körperlich zu spüren. Vielleicht spüren Sie die Socken an Ihren Füßen. Während Sie ganz bei Ihren Socken und der Haut sind, die sie berührt, fragen Sie sich: Was spürt meine Haut? Sind die Socken eng, locker oder schwer? Ist das Material, aus dem sie gemacht sind, Baumwolle, Synthetik oder eine Mischung aus beidem? (Achtung: Lassen Sie nicht zu, dass Ihr Verstand diese Frage beantwortet!) Üben Sie mehrmals am Tag, jeweils etwa dreißig Sekunden lang, sich Ihres physischen Körpers im gegenwärtigen Moment bewusst zu werden. Präsent zu sein erhöht die Bewusstheit – befähigt uns, bessere Entscheidungen zu treffen – und aktiviert den Körper.

Führen Sie ein Intuitionstagebuch

Zu erkennen, dass *Sie bereits wissen, was das Beste für Sie ist*, ist ein positiver Schritt zum Vertrauen in die eigene Intuition. Das Führen eines außersinnlichen Tagebuchs (darin notieren Sie, was Sie jenseits der normalen fünf Sinne wahrnehmen) hilft, ein Verständnis für Ihre einzigartige Wahrnehmung zu entwickeln. Die folgenden einfachen Schritte könnten Ihnen beim Führen dieses Tagebuchs hilfreich sein:

1. Schreiben Sie entweder gleich morgens nach dem Aufwachen oder ganz spät am Abend, also in einer Zeit, in der Sie Ruhe vor Ihren täglichen Pflichten haben.

2. Suchen Sie sich einen Ort, wo Sie bequem sitzen und den Kopf frei bekommmen können. Nehmen Sie sich ein paar Minuten zum tiefen Atmen und Entspannen. (Sie können auch die Übung »Erden durch Visualisieren« von Seite 47 machen.)

3. Wenn Sie innerlich ganz friedvoll und gelassen sind, schließen Sie die Augen und richten ein paar freundliche Worte an sich selbst. Wertschätzung für sich selbst zieht Energie an und macht, während man schreibt, immer mehr Informationen verfügbar.

4. Während Sie schreiben, sollten Sie so weit wie möglich in Ihrem Körper sein. Spüren Sie Ihre Füße, Ihre Socken, Ihren Po, auf dem Sie sitzen.

5. Berücksichtigen Sie während des Schreibens auftauchende Ahnungen, Gefühle oder Visionen. Achten Sie auch darauf, wie sich Ihr Körper anfühlt und machen Sie entsprechende Notizen.

6. Nun, da Sie entspannt und in Ihrer Mitte sind, besteht Ihre erste Aufgabe darin, sich selbst Fragen zu stellen. Schreiben Sie

jede Frage oben auf eine leere Seite in Ihrem Tagebuch. Die Fragen können ganz spezifisch sein, wie: Welches College sollte mein Kind nächstes Jahr am besten besuchen? Oder ganz allgemein: Was ist das Wichtigste, das ich jetzt im Moment wissen muss? Für den Fall, dass Sie nicht so genau wissen, was Sie fragen sollen, hier ein paar Vorschläge:

- Wie gut gelingt es mir, ein ausgeglichenes Leben zu führen?
- Gibt es etwas, das ich jetzt im Moment über meine Familie wissen muss?
- Welche beruflichen Tätigkeiten passen am besten zu mir?
- Wie ist es um meine Gesundheit bestellt?
- Was ist der beste Rat, den ich einem Familienmitglied derzeit geben könnte?
- Was ist das Wichtigste, das ich im Moment über (füllen Sie die Lücke) _____ wissen sollte?

7. Sobald Sie eine Frage gestellt haben, kehren Sie wieder zur Achtsamkeit auf den Körper und in die Entspannung zurück. Die wahren Antworten kommen, wenn wir ganz gelassen sind.

8. Schreiben Sie auf, was immer Ihnen in den Sinn kommt: ganze Sätze, Visionen, Körperempfindungen, Farben oder Worte, die Ihnen durch den Kopf gehen, oder Klänge, die Sie vielleicht hören.

9. Beschäftigen Sie sich nicht länger als fünfzehn bis zwanzig Minuten durchgehend mit Ihrem Intuitionstagebuch.

10. Wenn Sie mit dem Schreiben fertig sind, legen Sie Ihr Tagebuch weg und gehen ein paar Minuten lang woanders hin. Auf diese Weise schaffen Sie eine Distanz zwischen dem Empfangen und dem sinnvollen Umsetzen von Informationen.

11. Wenn Sie später wieder zu Ihrem Tagebuch zurückkehren und lesen, was Sie geschrieben haben, können Sie sich fragen: »Was

fühle ich, wenn ich diese Worte lese?« Achten Sie auf die Antworten, die Sie neugierig machen. Es ist die Neugier, die uns offen macht für unser authentisches Wissen und für das multisensorische Wesen, das jeder von uns ist.

12. Für die Angst, die Sie während dieser Übung vielleicht empfinden, ist höchstwahrscheinlich die Tatsache verantwortlich, dass Ihr Verstand zu viel denkt oder versucht, die Antworten aufzubereiten. Angst ist selten ein Zeichen für Intuition. Üben Sie sich darin, den Kopf freizubekommen und mehr zu fühlen als zu denken.

13. Es ist sehr gut möglich, dass Sie die Antworten auf Ihre Fragen gleich beim ersten Versuch verstehen und dann staunen, wie intuitiv Sie sind! Machen Sie sich aber keine Sorgen, falls dies nicht so sein sollte. Die Bedeutung Ihrer Antworten wird Ihnen klar werden. Wenn ich diese Übung mache, weiß ich anfangs oft auch nicht, was die Antworten bedeuten, aber weil ich neugierig bin, weiß ich, dass diese Bedeutung wertvoll ist. Und mit der Zeit entdecke ich dann auch, was es damit auf sich hat.

14. Seien Sie geduldig. Die übliche Umschlagszeit für Antworten kann drei Tage oder länger betragen.

15. Höchstwahrscheinlich werden Sie Ihre Antworten erst voll und ganz begreifen, wenn Sie gar nicht mehr damit rechnen. Das Verständnis kommt dann in Form eines Aha-Erlebnisses. Gehen Sie nun zu Ihrem Tagebuch zurück und lesen Sie Ihre Antworten noch einmal. Dieses Mal machen sie sicher mehr Sinn. Das bestätigt Ihre besonderen Fähigkeiten und lässt sie weiterwachsen.

Kinder sind von Natur aus multisensorisch, doch dank unseres übermäßig strukturierten Bildungssystems fangen sie im Alter von etwa sieben Jahren an, diese angeborene Fähigkeit zu vergessen. Wenn Ihre Kinder noch jünger sind als sieben, sollten Sie ihre natürliche Neugier fördern und eine Verbindung zur unsichtbaren Welt stärken. Wenn sie älter sind, können Sie sie an die Einsichten erinnern, die sie hatten, als sie noch jünger waren. Diese Gedächtnishilfe wird sie automatisch wieder mit ihren erstaunlichen Sinnen in Verbindung bringen.

Hier ist ein hilfreiches Mittel zur Stärkung ihrer Intuition, egal wie alt sie sind. Sie brauchen fünf Umschläge und fünf Bilder von reinen Farben. Legen Sie jeweils eine Farbe in einen der Umschläge und verschließen Sie diese. Lassen Sie Ihre Kinder jeweils einen geschlossenen Umschlag halten und bitten Sie sie, ihre Sinne zu benutzen, um Informationen über die Farbe im Innern zu sammeln. Farbe ist etwas Persönliches und kann jeden von uns ganz unterschiedlich beeinflussen. Fragen Sie Ihre Kinder, wie sie sich mit jedem einzelnen Umschlag fühlen, und achten Sie darauf, wie sie jede Farbe intuitiv zum Ausdruck bringen. Die Beschreibungen Ihrer Kinder geben einen hilfreichen Einblick in ihre Art, Intuition zu erleben.

Visualisierung:
Das dritte Auge erweitern

Die Vorderseite des sechsten Chakras ist dafür bestimmt, sich über die Stirn hinaus auszudehnen. Wenn dies geschieht, kann sie intuitiven Informationen wie Metaphern, Bildern und Gefühlen eine individuelle Bedeutung geben. Probieren Sie diese einfache Visualisierung aus, um Ihr drittes Auge zu erweitern.

1. Stellen Sie sich im Abstand von etwa einem Meter vor eine leere weiße Wand oder Tür. Sie können die Augen offen lassen oder schließen.
2. Jetzt visualisieren Sie einen weißen Tunnel in der Wand. Der Tunnel hat die Form eines Kegels und ist an dem am weitesten von Ihnen entfernten Ende schmaler. Er erstreckt sich etwa einen Meter tief in die Wand.
3. Nun stellen Sie sich vor, dass sich der Tunnel im Uhrzeigersinn dreht.
4. Schließlich imaginieren Sie, dass eine fünf Zentimeter große Version von Ihnen in diesem Tunnel steht, doch die dreht sich nicht mit.

Machen Sie diese Übung täglich ein paar Minuten lang, bis Sie merken, dass Ihre Welt immer leuchtender und dynamischer wird, weil Sie Ihr drittes Auge erweitert haben.

8

DAS SIEBTE CHAKRA

Verbindung zum Spirituellen aufnehmen

Stephanie kommt ganz beiläufig in mein Behandlungszimmer, wo sie schon viele Male war, aber noch nie für eine Einzelsitzung. Sie hat schulterlange blonde Haare und ihr Lächeln füllt den Raum buchstäblich mit Licht. Sie ist um die dreißig, hat einen höheren Abschluss in Psychologie und ist Therapeutin mit eigener Praxis. Vor sechs Monaten hat Stephanie mein Ausbildungsprogramm angefangen, einen einjährigen Prozess, in dem die Teilnehmer ihr Verständnis von Energiemedizin vertiefen. Ich bin gespannt. Warum hat sie heute einen Termin mit mir gemacht? Was könnte sie brauchen, das sie in dem Ausbildungsprogramm nicht bekommt?

Vor anderthalb Jahren habe ich Stephanie in einem meiner Reiki-Workshops kennengelernt. Ich fühlte mich sofort zu ihr hingezogen; unsere Energiesysteme waren in Resonanz miteinander, als seien wir alte Freunde. Bald wurde mir klar, dass sie sehr intuitiv ist. Stephanie hat den großen Wunsch, ihre intuitiven Talente im Bereich Energiemedizin einzusetzen und weniger als Therapeutin zu arbeiten.

Heute stelle ich wieder einmal überrascht fest, wie vertraut wir uns sind. Einen Moment lang frage ich mich, ob sie ihre Sitzung nicht schwänzen und lieber auf einen kleinen Plausch in Café gehen möchte.

Nachdem sie sich auf die Massagebank gelegt hat, sagt Stephanie: »Ich schäme mich, dir zu sagen, was passiert ist. Und deswegen habe ich um diese Einzelsitzung gebeten.«

Innerhalb von Sekunden scanne ich ihren Körper einige Male. In meiner Wahrnehmung taucht nichts Ungewöhnliches auf. Welchen Grund könnte sie haben, sich zu schämen? Sie hat keine Affären, sie lügt und betrügt auch auf keine andere Weise. Doch gerade, als ich mich wieder zurückzuziehen beginne, sagt mir ihr Körper – so schnell, dass ich es fast verpasse –, dass sie sich selbst betrügt.

Scannen ist eine Methode, mit der ich Informationen über den Körper einer Person erhalte, bevor sie mir ihre Symptome nennt oder erklärt. Auf diese Weise kann ich nachvollziehen, was wirklich in ihrem Körper vorgeht, während sie spricht, denn der Körper weiß immer, was los ist. Oftmals haben Klienten, bevor sie zu mir kommen, schon einige Ärzte und Heilpraktiker konsultiert, die ihre Beschwerden nicht diagnostizieren und sie nicht erfolgreich behandeln konnten. Das ist frustrierend für den Klienten, der seiner Symptome überdrüssig ist und sich auch keine Sorgen mehr machen möchte, er habe vielleicht etwas Ernstes, das bisher nur noch nicht entdeckt wurde. Bei mir beginnt das Scannen als Hörerlebnis. Ich höre buchstäblich auf den Körper des Klienten. Meine Ohren nehmen den ganzen Körper als Einheit wahr. Aus irgendeinem Grund wissen die Körper, dass ich sie hören kann. Also reden sie sich regelrecht in Rage, wenn ich mit ihnen arbeite, oder manchmal sogar, wenn ich im Coffee-Shop um die Ecke neben einem Fremden in der Schlange stehe.

Wenn Klänge als Sprache zum Ausdruck gebracht werden oder wenn ich seltsame Geräusche wahrnehme, die aus dem Körper kommen, richte ich meine Aufmerksamkeit auf die Energie und die Anatomie dieses Bereichs, die ich in meinem Kopf energetisch visualisieren kann. In Stephanies Fall lausche ich, während sie spricht, auf ihren Körper um festzustellen, ob das, was ich höre, mit ihren Worten übereinstimmt.

Ich bin immer erstaunt, was der Körper alles weiß und wie er, wenn man ihn scannt, kommuniziert, was er braucht.

EIN SCHNELLER SCAN ZUM AUFLADEN IHRES ENERGIESYSTEMS

Im letzten Kapitel dieses Buches finden Sie eine genaue Erklärung zum Scannen Ihres Energiesystems. Manchmal haben wir nicht die Zeit, die wir brauchen, um einen groß angelegten Scan durchzuführen. Hier also ein Beispiel für einen schnellen!

Suchen Sie sich einen Ort, wo Sie bequem stehen können und viel Platz um sich herum haben, etwa einen Meter in jeder Richtung. Ihre Arme hängen zu beiden Seiten des Körpers herab. Dann drehen Sie die Hände nach außen und bewegen sie ganz langsam nach oben – etwa drei Zentimeter pro Minute. Ihr Ziel ist es, die Hände über dem Kopf zusammenzuführen. Während Sie Ihre Hände langsam aufwärts bewegen, stellen Sie sich Ihr Chakra-System vor. Dieser Scan wird Ihnen helfen, sich mit Ihren Chakras vertraut zu machen, und lädt gleichzeitig Ihr Energiesystem auf.

Vor Ihren inneren Augen stellen Sie sich Ihr erstes Chakra vor, einen schönen roten Kegel, etwa 30 Zentimeter lang, der sich zwischen Ihren Beinen dreht. Spüren Sie seine Geschwindigkeit und die Kraft seiner Farbe in Ihrer Vorstellung.

Während sich Ihr Wesen der Chakra-Energie bewusst wird, lädt Ihre Imagination die Wirbel mit lebenserhaltender Energie auf und trägt so dazu bei, Staus aufzulösen.

Beim Scannen bewegen sich Ihre Hände langsam immer weiter nach oben und helfen Ihnen beim Aufladen der Chakras und beim Visualisieren des erzielten Fortschritts.

Gut gemacht! Nun richten Sie Ihre Aufmerksamkeit auf das zweite Chakra. Es ist erstaunlich orangefarben und sprüht vor Leben. Spüren Sie seine Energie im Bauch und im unteren Rücken.

Wunderbar! Nun gehen Sie weiter zum dritten Chakra. Spüren Sie, wie sehr es Ihr Immunsystem liebt. Es ist gelb wie die Sonne und über alle Maßen kraftvoll. Jetzt konzentrieren Sie sich auf das vierte Chakra und seine kräftige grüne Farbe. Bewegen Sie die Hände näher zum Herzzentrum, durchtränken Sie Ihren Geist mit Liebe – Liebe für diesen Moment, Liebe für sich selbst und alles, was existiert.

Sie spüren vielleicht, wie Ihre Energie immer schneller wird, während Sie in das Territorium der höher schwingenden Chakras vordringen. Atmen Sie ein paarmal tief durch und geben Sie sich Ihrer unglaublichen Energie hin.

Hervorragend! Nun spüren Sie das fünfte Chakra und seine Fähigkeit, Sie innerlich aufzubauen. Stellen Sie sich vor, wie sich seine blaue Farbe der Wahrheit entfaltet, während es sich an Ihrem Hals dreht.

Fantastisch! Gehen Sie nun zu Ihrem sechsten Chakra und schauen Sie über diese Welt hinaus. Stellen Sie sich seine tiefe Indigofarbe vor.

Erstaunlich! Sie sind sehr gut darin, Ihre Energie aufzuladen und Ihr Chakra-System kennenzulernen.

Nun stellen Sie sich mit den Händen über dem Kopf das unglaubliche Licht vor, das von diesem Wirbel ausgeht. Sein strahlend weißes Licht dringt bis weit in den Himmel. Mit über dem Kopf zusammengelegten Händen senden Sie Energie über Ihren Körper hinaus in Ihre Aura und lassen diese mit Ihrer Achtsamkeit lebendig werden. Ihre Aura fühlt sich jetzt an wie Wasser, rein und beruhigend. Genießen Sie diesen Austausch mit Ihrem ganzen Sein.

Sie können diesen Scan machen, wann immer Sie Ihr Energiesystem aufladen möchten. Und vielleicht möchten Sie ihn mit geschlossenen Augen machen, um Ihre Vorstellungskraft anzuregen. Genießen Sie es!

»Stephanie, was immer du mir heute mitteilst, wird diesen Raum nicht verlassen.«

»Ich weiß«, sagt sie nervös und nickt mit dem Kopf. Ihre Augen füllen sich mit Tränen, während sie ihre Sorgen beschreibt. »Meine Mutter hat buchstäblich einen an der Waffel.«

Ich lächle, als hätte sie einen Scherz gemacht.

»Nein, kein Witz. Sie ist verrückt. Und eins, worüber ich mir wirklich Sorgen mache, ist, dass ich so werde wie sie.«

Das Lächeln verschwindet aus meinem Gesicht.

»Die Verrücktheit meiner Mutter ist einer der Gründe, warum ich Therapeutin geworden bin. Außer dass sie gestört ist, ist sie auch noch eine Hypochonderin. Und ich fürchte, dass ich auch eine Hypochonderin bin.«

Ohne dass ich lange überlegen muss, werde ich von Stephanies rechter Schulter angezogen. Ich beruhige diesen Bereich körperlich. Sie atmet tief durch und vergießt ein paar Tränen, die sie ganz schnell wieder wegwischt.

»Okay, ich sehe, dass dich jeder Hinweis, du könntest wie deine Mutter sein, extrem stört, aber ich bin sicher, dass deine Mutter auch großartige Eigenschaften hat, und das sind die einzigen, die wirklich in dir sind.«

Stephanie legt den Kopf leicht schief und starrt mich an, als wolle sie sagen: *Ich hoffe bei Gott, dass du recht hast.*

»Warum fangen wir nicht einfach damit an, dass du mir deine Symptome erklärst und wir dann schauen, wo uns das hinführt?«

Sie wischt sich noch ein paar Tränen aus dem Gesicht und versucht zu entspannen. Ich werde vom Scheitelpunkt ihres Kopfes angezogen. Hier sitzt die Krone, das siebte Chakra. Ich lege sanft meine Hände dorthin.

»Also, erzähl mir alles.«

Stephanie legt eine Hand auf ihr rechtes Schlüsselbein, direkt unter der Schulter. »Mein neuestes Symptom begann vor einem Monat. Genau an dieser Stelle ist irgendein Knoten, und er tut weh. Ich habe Schmerzen, die plötzlich da sind und wieder verschwinden, in verschiedenen Bereichen meines Körpers, eigenartige Symptome wie Kribbeln, Schwellungen und Taubheit. Im Laufe der Jahre war ich bei so vielen Ärzten. Und allmählich schäme ich mich, weil sie nie etwas finden.«

»Warst du wegen dieses neuen Knotens schon bei einem Arzt?«

»Ja, gestern bin ich endlich hingegangen. Er glaubt, es sei nichts Ernstes, aber er möchte, dass ich mich sicherheitshalber röntgen lasse.«

»Gut. Ich glaube nicht, dass auf dem Röntgenbild etwas zu sehen sein wird, aber ich kann sehen, warum du so oft versucht hast, deine Symptome diagnostizieren zu lassen. Bei dem letzten Energiescan, den ich bei dir gemacht habe, sind mir Fehlzündungen deines siebten Chakras aufgefallen, die dein peripheres Nervensystem beeinflussen können. Ich konnte richtig sehen, wie Funken und Asche aus deinem siebten Chakra fliegen.«

• • •

Das siebte Chakra – Sie sind Seele

Das siebte Chakra oder Kronen-Chakra sitzt oben auf dem Kopf und steuert die Haut und das periphere Nervensystem (die Nerven außerhalb des Gehirns und des Rückenmarks). Seine Farbe ist Weiß, und es ist eines der drei Chakras, die sichtbar über den Körper hinausreichen. Emotional geht es in diesem Chakra um Individuation durch die Erkenntnis, dass man mit der Seele oder dem Geist verbunden ist, also mit etwas Überirdischem. Dieser Geist kann in allem gesehen werden: in einem Baum, einer Blume oder etwas Größerem und Mächtigerem, als man sich vorstellen kann, wie das Universum. Für mich ist Seele oder Geist reine Energie. Für andere ist es Gott. Wen oder was Sie damit gleichsetzen und wie Sie das tun, spielt keine Rolle. Entscheidend ist, dass Sie sich darüber bewusst werden, dass Sie ein außergewöhnlicher, unersetzbarer Teil der Seele oder des großen Geistes sind.

Dieses spezielle Chakra zieht Energie von außerhalb der Erdatmosphäre – aus dem Bereich, den wir metaphorisch als »Himmel« bezeichnen – in den Körper. Wenn es aus dem Gleichgewicht ist, haben die Betroffenen in der Regel peripher-neurologische Beschwerden wie Kribbeln, Schmerzen, Taubheit oder andere seltsame und schwer zu diagnostizierende Symptome. Diese Symptome können überall im Körper auftreten.

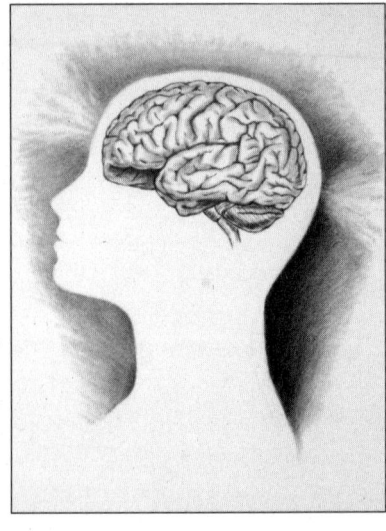

Abbildung 12: Das periphere Nervensystem (hier links) und die Haut sind zwei von vielen Wegen, über die wir Verbindung mit der Seele aufnehmen.

Eine Möglichkeit, das siebte Chakra zu stabilisieren, besteht darin, die kleineren Chakras an den Fußsohlen zu aktivieren und Erdenergie nach oben zu ziehen. Wenn der Körper Energie aus der Erde bekommt, kann er das siebte Chakra besser ausbalancieren, weil das erste Chakra der Partner des siebten ist. Während wir spirituell wachsen, müssen wir tief in der Erde verwurzelt sein.

Individuation

Obwohl wir alle Teil eines Geistes sind, sind wir auch individuelle Wesen aus Licht. Jeder von uns lässt sein Licht auf einzigartige Weise im Universum erstrahlen und sendet seine ganz besondere Energie aus, wie es kein anderer kann. Vielen Menschen fällt es schwer, ihre Besonderheit zu erkennen und daran zu glauben. Viele haben Angst, ihr einzigartiges Licht in die Welt strahlen zu lassen und als unvorstellbare menschliche Wesen angesehen zu werden. Vielmehr wollen sie sich anpassen – gleich aussehen, gleich reden, gleich denken wie andere – kurz, normal erscheinen. Wenn wir durch den Prozess der Individuation gehen, bekommen wir auf natürliche Weise Zugang zu unserer Genialität, von der wir kaum wissen, dass sie existiert, so sehr bleibt sie unserem Bewusstsein verborgen. Wir halten diese Tore zu unserer Brillanz versteckt, weil wir Angst vor unserer wahren Macht und unseren angeborenen Gaben haben.

Wir alle leben hier auf der Erde, um unsere Seele einzusetzen, damit wir die Liebe kennenlernen und letztendlich Liebe *sein* können. Im Grunde genommen sind wir unglaublich begabt. Die Talente, die jeder von uns besitzt, wurden mit reiner, leidenschaftlicher Liebe geformt. Während Ihrer Reise auf der Erde ist es Ihre Aufgabe, Ihr schönes, ungewöhnliches Selbst zu entdecken und Ihr Leben in vollen Zügen zu genießen – nicht nur, um anhaltende Freude in Ihr Leben zu bringen, sondern auch, um die Energie zu spüren, die man bekommt, wenn man sich eins mit dem Rest des Universums fühlt, damit wir alle auf unvorstellbar positive Weise leben können.

Sie sind immer mit dem Göttlichen verbunden. Möglichkeiten zu finden, diese ständige Verbindung wirklich zu erfahren, kann Ihnen das nötige Selbstvertrauen geben, um im Leben voranzukommen und sich selbst mit allem anzunehmen, was zu Ihnen gehört.

• • •

Ich verbinde mich innerlich erneut mit Stephanies Füßen, um ihren Körper zum Erden zu ermutigen, und hoffe, dass die Fehlzündungen in ihrem siebten Chakra dadurch weniger werden.

Stephanies Muskeln spannen sich an, während ihre Aufregung schnell wächst. Als Teilnehmerin des Ausbildungslehrgangs weiß sie, warum ihr siebtes Chakra falsch zündet, aber über Wissen zu verfügen, ist keine Garantie dafür, dass Heilung leichter und schneller stattfindet.

»Stephanie, du warst dir deiner intuitiven Fähigkeiten immer bewusst«, sage ich. »Als Kind warst du weiser als die meisten Mitglieder deiner Familie. Deine Eltern hätten deine Einzigartigkeit nicht akzeptieren können. Also hast du sie versteckt, weil du geliebt werden wolltest.«

Stephanies Energie wird plötzlich munter. Wie immer bin ich froh über eine so klare Kommunikation. Und ich bin fasziniert vom Bedeutungsgehalt dieser zustimmenden Gefühle.

»Meine Kindheit war eine ernsthaft verrückte Verkettung von Umständen«, sagt sie. »Ich musste gegen die Sinnlosigkeit kämpfen, um eine gewisse Stabilität aufrechtzuerhalten und mein Elternhaus schließlich erfolgreich verlassen zu können. Meine Mutter log und manipulierte, und ich hatte nie das Gefühl, dass es in meinem Elternhaus eine echte Struktur gab. Ich fürchte, dass sich die Ereignisse meiner Kindheit vielleicht auf die Beziehung zu meinem Mann und den Kindern auswirken. Die meiste Zeit halte ich mich für eine geistig gesunde und ausgeglichene Person, aber wenn meine nicht diagnostizierten körperlichen Symptome wieder zum Vorschein kommen, fange ich an, mich mit meiner Mutter zu vergleichen.«

Stephanies Gefühle sind eindeutig stark, und ich bin sicher, dass sie gerechtfertigt sind. Obwohl sie dazu tendiert, ihre Wut geltend zu machen, wenn ihre Familie erwähnt wird, weiß ich, dass sie hart daran gearbeitet hat, die Wunden ihrer Kindheit zu heilen. In ihrem Wurzel-Chakra sehe ich keine Nachwirkung irgendeines zerstörerischen familiären Musters. Aber aus irgendeinem Grund hat sie die therapeutische Heilarbeit, die sie bis jetzt geleistet hat, nicht auf der Zellebene integriert. Ihr Verstand hat die Botschaft über ihr Leben mittlerweile verstanden, aber aus irgendeinem Grund ist die Mitteilung nicht in den anderen Zellen ihres Körpers angekommen, was jetzt für Verwirrung in ihrem peripheren Nervensystem sorgt.

»Stephanie, ich bewundere die Anstrengungen, die du unternommen hast, du selbst zu werden und dich nicht von den negativen Mustern deiner Familie beeinflussen zu lassen. Du hast dich erfolgreich selbst erzogen und dir eine eigene reizende und gesunde Familie geschaffen. Ich denke, du kannst aufhören, gegen das anzukämpfen, was vor vielen Jahren geschehen ist, weil es nicht länger existiert.«

Tränen laufen über Stephanies Gesicht. Sie macht sich nicht die Mühe, sie wegzuwischen.

»Ich höre dich. Und ich verstehe, was du sagst, aber mein Körper kann einfach nicht aufhören zu kämpfen.«

»Stephanie, du bist in Sicherheit. Deine Mutter ist nur dann in deinem Leben, wenn du sie dort haben willst, richtig?«

»Richtig«, sagt sie mit wenig Begeisterung.

Ich neige den Kopf näher zu Stephanies Bauchbereich und schließe die Augen, um die Nerven in ihrem ganzen Körper zu visualisieren. In wenigen Augenblicken zucken Hunderte von winzigen weißen Lichtern durch ihren ganzen Körper und signalisieren Nervenaktivität. Ich lenke beruhigende Energie in ihr peripheres Nervensystem und sage immer wieder leise: »Du bist in Sicherheit.« Außerdem erzähle ich ihren Nerven etwas über Stephanies gegenwärtiges Leben, damit sie die Zellen ihres Körpers sorgfältig auf den neuesten Stand bringen, was es ihnen möglich macht, eher auf das zu reagieren, was jetzt wirklich ist, als auf ihre Geschichte.

»Was immer du da machst, fühlt sich so gut an«, sagt Stephanie. »Bitte hör nicht auf.«

»Natürlich nicht!«, sage ich und halte ein telepathisches Gespräch mit ihren Zellen aufrecht, in dem ich ihnen sage, dass sie sicher sind.

Nach einer Weile beginne ich ein zweites Gespräch mit Stephanie. Ich möchte ihr helfen, ihre angeborenen intuitiven Fähigkeiten zu integrieren. Sie hat diese Fähigkeiten vor der Welt versteckt, weil sie nicht als unausgeglichen gelten wollte, was wiederum etwas mit ihrer Kindheit zu tun hat.

»Stephanie, sprichst du mit anderen über deine Intuition?«

»Nein.«

Eine lange Pause entsteht, aber ich spüre, dass sie mehr zu dem Thema zu sagen hat. Ich warte.

»Ich vertraue ihr nicht, aber seit ich in der Ausbildungsgruppe bin, fällt es mir leichter, in Erwägung zu ziehen, dass sie eine gewisse Bedeutung hat.«

»Das freut mich zu hören. Was muss deiner Meinung nach passieren, damit du diesen Teil deiner einzigartigen Verbindung zur Schöpfung wirklich annehmen kannst?«

»Ich weiß nicht so genau. Ich habe gerade erst angefangen, über genau diese Frage nachzudenken.«

»Hast du auch bedacht, dass du überhaupt nichts tun musst, um bedingungslose Liebe aus den Himmeln zu bekommen? Empfangen ist eine passive Erfahrung. Das Gefühl zu haben, dass du es wert bist – und sei es nur für einen Moment –, ist alles, was du brauchst.«

»Ja, ich erinnere mich, dass wir das in unserer Ausbildungsgruppe gelernt haben. Aber diese Art von Liebe zu empfangen, ist in der Tat harte Arbeit. Ich muss aus meinem Kopf herauskommen und den selbstbegrenzenden Dialog beenden, der mir sagt, dass ich nicht gut genug bin, um sie entgegenzunehmen.«

»Du bist nicht die Einzige, die sich selbstbeschränkt, Stephanie. Aber du bist dir auf einzigartige Weise deiner negativen inneren Stimmen bewusst und der Tatsache, dass sie dich zurückhalten. Jeder von uns ist einzigartig, und jeder hat eine besondere Gabe. Manche sind vielleicht körperlich, musikalisch oder intellektuell begabt, während andere über besondere Einsichten verfügen. Was ich am erstaunlichsten an unseren Talenten finde, ist die Tatsache, dass ihnen weitere folgen, sobald wir sie entdecken und zum Ausdruck bringen. Mit anderen Worten: Gaben bringen Gaben hervor. Wenn du zulässt, dass Angst dich dazu bringt, deine Gabe nicht anzubieten – eine Gabe, von der du vielleicht jahrelang nichts gewusst hast –, dann hält dich das davon ab, dich an all den anderen Gaben zu erfreuen, die du anderen vermitteln musst.«

Stephanie richtet ihren Kopf zu mir auf. »Willst du mir sagen, dass ich noch mehr zurückhalte als meine Intuition?«

»Ja. Es gibt immer mehr über und an uns selbst zu verstehen, zu schätzen und wahrzunehmen. Wir sind nicht nur eine Sache. Nachdem du etwas über dich selbst herausgefunden hast, wird es immer noch mehr zu entdecken geben. Es ist so, wie wenn Kinder laufen lernen. Wenn sie erst einmal anfangen zu gehen, fangen sie auch gleich an zu lernen, wie man rennt.«

»Ich bin ein bisschen überwältigt von dem, was du sagst. Ich habe Angst, alles zu sein, was ich sein kann, und jetzt sagst du mir, dass es noch so viel mehr gibt.«

»Wovor hast du Angst?« Ich scanne ihr Energiesystem, während ich ihr diese Frage stelle. Ich möchte zur Quelle ihrer Furcht vordringen und herausfinden, wo diese Angst ihren Körper verengt. Ein großer Wirbel aus grüner und blauer Energie sammelt sich an ihrem Solarplexus, wie ein Sturm, der gleich loszubrechen droht.

Gleichzeitig fällt mir auf, dass sich Stephanies siebtes Chakra zu verschließen beginnt. Der große Kegel spaltet sich in mehrere Teile, die aussehen wie die Blätter einer Blüte. Ein Blütenblatt faltet sich so nach unten, dass es den Ort verschließt, wo das siebte Chakra in ihren Körper eintritt. Stephanie fühlt sich plötzlich kalt an, und ich breite eine warme Decke über sie. Energie kann sich genauso schnell verändern wie Gedanken und Gefühle. Die Folge einer Abkühlung ihres Körpers wird eine noch umfangreichere energetische Verengung sein.

»Stephanie, wenn du dich für den Geist oder die Seele öffnest, wirst du die Führung bekommen, die du brauchst, um weniger Angst zu haben – davor, wer du bist, und vor Krankheiten, die du vielleicht hast oder auch nicht. Wenn du dein siebtes Chakra weiterhin verschließt und es deswegen zu diesen Fehlzündungen kommt, wird deine Angst dein Leben auch weiterhin einengen.«

● ● ●

Sich für den Geist oder die Seele in allem öffnen

In den Augen, Ohren und Armen des Universums sind Sie vollkommen – egal, wer Sie sind, was Sie tun oder was Sie erreicht haben und auch nicht. Der große Geist liebt selbst den hartherzigsten Kriminellen. Wenn menschliche Wesen diese authentische, magische, bedingungslose Liebe auch nur einen Moment lang empfinden könnten, würde sich unser individuelles und kollektives Leben von Grund auf verändern.

Spiritualität ist die Reise, auf der die eigene Seele lernt, sich mit der Göttlichkeit zu vereinen. Sich mit dem großen Geist oder der Weltseele zu vereinen, ist eine individuelle Erfahrung. Wenn Sie diese Verbindung eingehen, erhebt sich Ihr Wesen in Ekstase.

Geist/Seele ist das, was zu Ihrem Herzen singt, und Geist/Seele ist nichts. Geist/Seele kann sich als Feder zeigen, als Träne eines Kindes oder als einzelne Welle auf dem weiten Ozean. Der Ort, wo sich Geist/Seele zeigt, kann eine absolute Überraschung sein. Kürzlich beschlossen Wissenschafter der NASA, das Hubble-Teleskop auf eine Gegend in der Nähe der Milchstraße zu richten, wo keine Sterne zu sehen sind. Das Teleskop machte elf Tage lang Fotos. Als der Film entwickelt wurde, waren die Wissenschaftler schockiert, Bilder von mehr als 300000 Sternen zu sehen – was wieder einmal beweist, dass wo nichts zu sein scheint, doch immer etwas ist.

Der große Geist könnte mit den Flusen in der vorderen Tasche Ihrer Jeans vermischt sein. Er spricht vermutlich genau jetzt zu Ihnen und sagt: »Du bist mehr, als jeder Stern sein könnte. Du bist jenseits des Jenseitigen, und nichts wird das jemals ändern.«

Ob Sie zuhören, fühlen oder eine Beziehung zum Spirituellen haben, ist immer Ihre Wahl. Sie haben vielleicht gespürt, wie Ihre Seele mit dem Geist verschmolz, als Sie Ihr Kind zum ersten Mal im Arm gehalten oder einen prachtvollen Sonnenuntergang gesehen haben oder als Sie zu einem Aussichtspunkt am Meer gewandert sind. Die Trennung, die Sie empfinden, während Sie hier auf der Erde leben, ist reine Illusion.

Sie sind immer mit dem Göttlichen verbunden. Der erste Schritt besteht darin, all die vielen Arten und Weisen zu erkennen, wie Sie

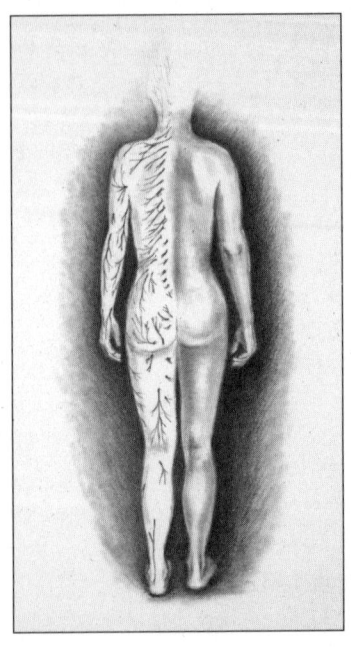

Abbildung 13: Das siebte Chakra, das an der Krone, also an der höchsten Stelle des Kopfes liegt, verbindet uns mit dem umfassenden Geist.

sich selbst vom großen Geist fernhalten. Dann werden Sie wissen, wann Sie sich abgekoppelt fühlen, und sofort Verbindung anstreben. Wenn Sie das Gefühl, abgekoppelt zu sein, als getrennt von einem normalen Alltagsgefühl identifizieren und erkennen, dass es nicht Ihren höchsten Interessen dient, werden Sie sich zum Verbinden hingezogen fühlen, weil es Ihr Leben aufwertet.

• • •

»Stephanie, lass uns diese neue Technik ausprobieren, okay?«

»Klar.«

»Wenn dein Körper seltsame Dinge tut, die dir Angst einjagen, ähnlich wie der Schmerz in der Nähe deines Schlüsselbeins, dann heißt das, dass du von der Quellenergie getrennt bist. Kannst du jetzt im Moment eine Stelle in deinem Körper finden, die sich unangenehm anfühlt?«

Stephanie schaut ein wenig verwirrt, zieht die Augenbrauen zusammen und runzelt die Stirn.

»Genau genommen war mir in den letzten fünf Minuten ein wenig übel.«

»Es tut mir leid, das zu hören, aber gut, dein Körper hat sich auf Trennung konditioniert. Er wiederholt dieses Muster so oft er kann. Würde es dir schwerfallen, dir eines anderen Teils deines Körpers bewusst zu werden, der ganz gut funktioniert?«

»Du meinst, ich soll mich nicht mehr mit der Übelkeit beschäftigen und stattdessen anfangen, über einen Ort in meinem Körper nachzudenken, wo Frieden herrscht?«

»Genau.«

»Ich denke, das wäre sehr schwer für mich.«

»Großartig.«

Stephanie lacht laut auf, klingt aber auch gereizt. »Ich verstehe dich nicht, Marie. Warum sagst du ›großartig‹, wenn du hörst, dass das, worum du mich bittest, sehr schwer für mich wäre?«

Obwohl Stephanie so zu kämpfen hat, ist sie ganz klar bereit, Dinge loszulassen, die für sie nicht länger funktionieren. Ich spüre, dass ihr Energiesystem in ihrem ganzen Körper einen stetigen, friedvollen Fluss aufrechterhält.

»Wandel ist selten einfach. Dein Widerstand gegen meinen Vorschlag ist ein Zeichen dafür, dass wir auf dem richtigen Weg sind. Niemand möchte seine Abwehrmechanismen loslassen, aber irgendwann erkennen wir, dass das Einleiten positiver Veränderungen bedeutet, etwas Ungewohntes zu tun.«

• • •

Widerstand

Angst ist das Einzige, was uns davon abhält, im Leben voranzukommen. Während wir uns in einem furchtsamen Zustand befinden, in der Regel in der Kindheit, bauen wir Abwehrmechanismen auf. Abwehrmechanismen sind Verhaltensweisen, die uns davon abhalten, uns unangenehmer Gedanken, Gefühle und Aktionen voll bewusst zu werden. Als unsere Abwehrmechanismen entstanden sind, mögen sie ihren Zweck erfüllt haben. Aber mit der Zeit, wenn wir reifen, werden sie zu einer Kraft, die sich dem Fluss widersetzt. Oftmals weigern wir uns, alte, überholte Abwehrmechanismen loszulassen, auch wenn sie ungesund sind, weil uns ihre Vertrautheit ein gewisses Maß an Bequemlichkeit bietet. Doch die ist eine Illusion.

Sich gegen einen falschen Schutz zu wenden, lässt im menschlichen Körper sämtliche Alarmglocken klingeln. Der Verstand wird alles tun, was er kann, um sich vor Angst zu schützen. Aber auch Angst ist eine Illusion. Der einfache positive Vorschlag, den ich Stephanie gemacht habe, wäre für sie nicht allzu schwer oder gefährlich umzusetzen gewesen, aber sie wehrte sich sofort dagegen.

Wenn wir Angst haben, reagiert unser Gehirn, auch wenn wir nicht in einer echten Gefahr schweben, so, als sei diese Gefahr wirklich da und setzt chemische Reaktionen in Gang, die unseren Körper in einen Kampf-oder-Flucht-Modus versetzen. Glücklicherweise kommt es nicht täglich vor, dass wir vor einem Angreifer davonlaufen oder ausweichen müssen, um einen Autounfall zu vermeiden. Doch beängstigende Ereignisse spielen sich in den Köpfen und in der Körperchemie mancher Menschen viele Male am Tag ab und machen es ihnen unmöglich, sich mit dem großen Geist oder der Seele zu verbinden. Ich glaube, dass wir schon viele

Male auf die Erde gereist sind, wovor also sollten wir wirklich Angst haben?

• • •

Allmählich spüre ich, dass sich Stephanies Energiesystem verschiebt. Sie beginnt zu verstehen, was ihre nicht diagnostizierbaren Symptome wirklich bedeuten.

»Mir Sorgen um die Schwellung neben meinem rechten Schlüsselbein zu machen, ist also ein Abwehrmechanismus, der mich davon abhält, ganz zu sein und mein wahres Selbst zum Ausdruck zu bringen. Ist das richtig?«

»Ja, die Antworten auf das Leben sind einfach. Und in deinem Fall sind die Antworten nicht so häufig im Sprechzimmer deines Arztes zu bekommen. Dich mit deiner inneren Weisheit zu verbinden, wird dein peripheres Nervensystem beruhigen und dich zu deiner Wahrheit zurückführen, die da heißt: Du bist ein sehr intuitiver Mensch. Und das weißt du auch.«

Stephanie atmet tief aus. »Wenn du die Wahrheit hörst, entspannt sich dein ganzes Wesen, die Energie in deinem Körper fließt sanft und stellt eine stärkere Verbindung zu deinem siebten Chakra und dem großen Geist her. Echte Wahrheit entspringt einer gesunden Verbindung zum Geist oder zur Seele und hat nichts mit Angst und Widerstand zu tun. Wenn du das Gefühl hast, dass du dich wieder einmal auf der vertrauten Straße der Angst bewegst, solltest du neugierig werden.«

Meine Hände liegen auf Stephanies drittem Chakra. Sie ist ganz entspannt. Ich weiß, dass sie mir noch eine Frage stellen will, aber glücklicherweise verzichtet sie darauf und akzeptiert, dass sich ihr Körper locker und leicht bewegt. Ihr drittes Chakra kommuniziert mit dem siebten. Während ich diese magische Interaktion spüre, erscheint ein goldenes Licht, das mich an einen Laserstrahl erinnert, zwischen dem dritten und dem siebten Chakra. Das Licht dient als Leitbahn, auf der Liebe und Informationen hin und her fließen. Wenn der Körper wirklich ganz in Ruhe ist, ist die Kommunikation zwischen den Chakras besonders tief gehend.

Stephanies drittes Chakra schickt als Anerkennung für die Verbindung zur Quellenergie Energie in ihr siebtes Chakra. Dies zu beobachten erinnert mich daran, wie das endokrine System durch das Freisetzen von Hormonen mit sämtlichen Organen im Körper kommuniziert. Während ich mich noch über die erstaunliche Beziehung zwischen allen Dingen im Körper wundere, nehme ich auch wahr, dass Ungleichgewichte in Stephanies siebtem Chakra ihre Stoffwechselrate drastisch verlangsamt haben. Wenn sie regelmäßig an diesen stillen Ort der Ruhe zurückkehren kann, wird sich ihr Stoffwechsel selbst wieder in Schwung bringen, was es ihr wiederum möglich macht, überschüssige Giftstoffe aus ihrem Körper zu entfernen.

Ein paar Minuten später öffnet Stephanie die Augen und fragt: »Hat in meinem Körper gerade irgendeine Art von Konversation stattgefunden?«

Ich nicke zustimmend, lobe ihre intuitiven Fähigkeiten und sage ihr, was ich gehört habe.

»Wie kann ich die Zwiesprache mit all meinen Chakras in Gang halten?«

»Werde neugierig auf alles, was mit deinem Körper zu tun hat, Stephanie, und neue Welten werden sich vor dir auftun«, sage ich ihr. »Wahre menschliche Neugier dehnt sich über Zeit und Raum hinaus aus und macht das, was wir einst als Phänomen wahrgenommen haben, wirklich gültig. Wir leben in einem sich ständig verändernden Universum, wo neue Entdeckungen unseren Geist jeden Tag mit großen Dingen konfrontieren, die uns zunächst seltsam vorkommen. Keiner von uns kennt die wahren Antworten auf das Leben ganz gewiss. Doch wenn wir neugierig sind, statt uns zu fürchten, werden verborgenes Wissen und versteckte Ereignisse offenbart.«

Stephanie verließ mein Sprechzimmer an diesem Tag entschlossener, sich mehr mit der Magie in ihrem Leben zu verbinden. Sie arbeitete hart am Erkennen und an der Bewältigung ihrer Widerstände. Kürzlich erzählte sie mir, dass sie, wenn sie jetzt die Erfahrung macht, dass etwas in ihrem Körper nicht ganz richtig ist, neugierig darauf wird und ihre Bewusstheit dafür vertieft. Dadurch schwächen sich die Symptome fast immer ab oder verschwinden ganz. Stephanie ist im Moment dabei, ihre private Praxis um Energiearbeit und intuitive Beratung zu erweitern, damit sie anderen helfen kann, ihre Verbindung mit Leichtigkeit zu erreichen.

Übungen für das siebte Chakra

Die folgenden Übungen sind für das siebte Chakra und alle Organe und Systeme, die es steuert. Sie werden Ihnen helfen zu lernen, wie Sie sich mit dem Geist/der Seele und Ihren göttlichen Ressourcen verbinden können.

Eine Minute bedingungslose Liebe spüren

Diese schnelle Übung wird Ihnen helfen, bedingungslose Liebe aus den Himmeln zu erhalten.

1. Klopfen Sie sanft mit allen zehn Fingerspitzen Ihren Kopf im Bereich des Scheitels ab.
2. Schließen Sie dann die Augen und stellen Sie sich vor, wie warmes Licht über den höchsten Punkt Ihres Kopfes in Sie einfließt.

3. Nach einem Moment oder zwei denken Sie an etwas oder jemanden, das oder den Sie wirklich lieben.
4. Stellen Sie sich vor, dass sich die Liebe, die Sie für diese Person oder Sache empfinden, mit dem warmen Licht mischt.
5. Nun denken Sie an sich selbst und verwandeln die Liebe, die Sie für diese Person oder Sache empfinden, in Liebe zu sich selbst.

• • •

Wie wir alle, leben auch unsere Kinder in der geistigen Welt, bevor sie sich entscheiden, ein Leben auf der Erde zu führen. Ihre Verbindung zu dieser anderen Dimension ist wertvoll und kann gestärkt und gefördert werden, um sie in jedem Bereich ihres jetzigen Lebens und ihres Lebens als Erwachsene zu unterstützen. Nutzen Sie die folgende Übung, um ihre Verbindung zur geistigen Welt aufrechtzuerhalten.

Bitten Sie Ihr Kind, ein Bild von einer Welt zu malen, in der es gegenwärtig nicht lebt. Sagen Sie, dass diese Welt dem Kind vielleicht vertraut ist oder es an einen magischen Ort erinnert, den es besucht, wenn es schläft. Ermutigen Sie es, über einzelne Details des Bildes zu sprechen, um sein Wissen über andere Bereiche, Dimensionen und hilfreiche Wesen aus ihm hervorzulocken.

Visualisierung:
Erkennen Sie Ihren Selbstwert

1. Setzen Sie sich an einen angenehmen Ort und schließen Sie die Augen.
2. Atmen Sie mehrmals tief ein und aus und lassen Sie mit dem Ausatmen jeden Stress los, den Sie vielleicht im Laufe des Tages aufgebaut haben.

3. Atmen Sie Frieden und Ruhe ein.

4. Atmen Sie mindestens drei Minuten lang so.

5. Wenn Sie merken, dass Ihr Körper ganz entspannt ist, stellen Sie sich vor, Sie seien auf einer Party.

6. Diese Party findet an einem weit entfernten Ort im Kosmos statt. Sie müssen nicht wissen, wo oder was der Kosmos ist.

7. Seien Sie neugierig und schauen Sie sich um. Lassen Sie zu, dass Ihr Geist andere Bereiche wahrnimmt.

8. Visualisieren Sie alle Menschen, Engel und Wesen, die Sie verehren, als Gäste auf Ihrer Party. Vielleicht ist Martin Luther King da, Gandhi, Jesus, Gaia, Buddha, Maria, der Erzengel Michael oder wen auch immer Sie gern einmal treffen würden.

9. Nehmen Sie zur Kenntnis, dass alle diese außergewöhnlichen Wesen Sie als gleichberechtigt behandeln. Sie haben dieselbe Hochachtung für Sie wie umgekehrt. Jede Person ist hocherfreut, Sie zu sehen, und umarmt Sie. Alle sehen Ihre Schönheit, Ihre Gaben und Ihre Ganzheit. Bleiben Sie auf der Party so lange Sie können und nehmen Sie die Liebe und das Licht Ihrer Kameraden in sich auf.

Die Verbindung des siebten Chakras zum Geist

Hier ist eine meiner Lieblingsaffirmationen. Sagen Sie sie täglich mehrmals. Sie hilft Ihnen, Ihre Verbindung zum Spirituellen zu spüren.

In dieser Welt und allen anderen
weiß ich, dass ich über alle Maßen geschätzt werde.

In diesem hellen Licht des Gewahrseins
erlaube ich meinen natürlichen Gaben,
in mein Bewusstsein aufzusteigen
und mir und sämtlichen Wesen in allen Universen
Heilung anzubieten.

9

DEN KÖRPER UND DIE MENSCHLICHE AURA SCANNEN

E s ist vollkommen natürlich, dass Sie eine heilende Beziehung zu Ihrem Körper anstreben. Eine der besten Möglichkeiten, dies zu erreichen, ist die Pflege eines Wissens über unsere Gesundheit durch Aufsuchen und Erspüren der eigenen Energiezentren. In diesem Kapitel werde ich Ihnen Schritt für Schritt erklären, wie Sie ein detailliertes Scannen der Energie, der Organe, der Emotionen, der spirituellen Verbindungen und des allgemeinen mentalen Zustands Ihres Körpers durchführen können.

Diese Art von Beziehung zu sich selbst zu entwickeln hilft Ihnen zu erkennen, wann Sie vielleicht eine vorbeugende Behandlung, eine medizinische Beratung oder andere Formen von heilenden Therapien brauchen. Auf Ihren Körper zu hören macht Ihnen auch Entscheidungen über Gesundheitsfragen leichter, denn Ihr Körper weiß, was das Beste für ihn ist. Und während Ihnen Ihr physisches Wesen immer vertrauter wird, werden Sie auch immer besser in der Lage sein, wichtige Botschaften zu lesen, die Ihnen Anleitung für eine gesunde Lebensführung geben.

Der erste wichtige Schritt besteht darin aufzuzeichnen, wo am Körper Ihre Chakras liegen. Vielleicht möchten Sie Ihren Körper allein und in aller Ruhe scannen und entsprechend viel Zeit damit verbringen, die Lage der Chakras zu erkunden. Dazu legen Sie Ihre nicht dominante Hand dorthin, wo Ihrer Meinung nach das Chakra ist – oder zumindest in nächste Nähe – und machen sich fünf bis zehn Minuten mit jeder Position vertraut. Eine Zusammenfassung wichtiger Informationen zu Farbe, Funktion und Lage Ihrer Chakras finden Sie in den Diagrammen im Anhang.

Ich schlage vor, dass Sie sich ein Tagebuch und einen Stift zurechtlegen, damit Sie das, was Sie herausfinden, mit Ihrer dominanten Hand aufschreiben können. Oftmals sind die Erfahrungen, die wir machen, wenn wir uns auf einer tiefen Ebene mit uns selbst verbinden, sehr bewegend, und vor lauter Begeisterung darüber vergessen wir vielleicht die Informationen, die dabei in unser Bewusstsein dringen.

Wenn Sie sich die Zeit nehmen, sich wirklich mit Ihrem Energiesystem zu beschäftigen, verbringen Sie in der Tat mehr sinnvolle Zeit mit sich selbst. Forschungen haben gezeigt, dass sich Einsamkeit förderlich auf die innere Ruhe, einen entspannten Körper, das Energieniveau, das Bewusstsein, das Selbstvertrauen sowie Begeisterung und Kreativität auswirkt.

Während Sie Ihren Körper scannen, senden Sie heilendes Licht aus. Das dient der Vorbeugung oder hilft, die positiven Veränderungen herbeizuführen, die Ihr Körper braucht.

Wählen Sie das erste Chakra, mit dem Sie sich vertraut machen wollen, oder beginnen Sie mit Chakra Nummer eins (Wurzel-Chakra) und bewegen Sie sich von dort durch die anderen Chakras nach oben. Es könnte gut sein, Ihr Energiesystem einzuschätzen, indem Sie sich der Reihe nach durch die Chakras nach oben bewegen, weil es sich bei den drei unteren um ursprüngliche Chakras handelt, die in einer niedrigeren Frequenz schwingen als Chakra fünf, sechs und sieben. Chakra vier im Zentrum der Brust ist die Himmelsmitte Ihres Chakra-Systems, wo sich die Aufnahmefähigkeit für Energie zu verändern beginnt (wie in Kapitel 4 beschrieben).

Schließen Sie, bevor Sie beginnen, die Augen und stellen Sie sich vor, wo in Ihrem Körper jeder einzelne Wirbel sitzt und wie er sich anfühlen mag. Oftmals ist der erste Eindruck korrekt. Und wenn Sie Angst haben, während Sie sich Ihre Chakras vorstellen, sollten Sie sich daran erinnern, dass Angst nichts mit Intuition zu tun hat. Geben Sie Ihr Bestes, wenn es darum geht, freundlich zu sich selbst zu sein, und wenn negative Gedanken auftauchen, umgehen Sie sie voller Zuversicht.

Wenn Sie bereit sind, reiben Sie Ihre Hände ziemlich schnell aneinander, um das Chakra in der Mitte jeder Handfläche zu stimulieren. Diese mittelgroßen Chakras sammeln aufschlussreiche Informationen über Ihr Energiesystem und speisen, während sie sich drehen, Energie in Ihren Körper ein, weil sie wie alle Chakras Lebenskraft empfangen und übermitteln.

Stellen Sie sich, während Sie Ihre Hände aneinanderreiben, vor, dass der mittelgroße Vortex in jeder Hand Daten über Ihren Körper abruft – über die Chakras natürlich, aber auch über die Organe und Körpersysteme, die von den Chakras gesteuert werden. Wenn Ihre Hand beispielsweise auf Ihrem Solarplexus liegt, also auf dem dritten Chakra, könnten Sie Informationen über Ihr endokrines System bekommen, weil das dritte Chakra diesen Teil des Körpers steuert.

Ich habe Sie gebeten, sich vorzustellen, dass Informationen über Ihre Handchakras in Ihr Bewusstsein eindringen, weil Absicht etwas sehr Kraftvolles ist. Fügen wir dem noch ein Ziel hinzu. Stellen Sie sich vor und spüren Sie auch emotional, dass es Ihrem Körper gut geht, und zwar unabhängig davon, ob Sie früher oder aktuell irgendwelche Probleme mit Ihrer Gesundheit hatten. Positive Gedanken zusammen mit optimistischen Emotionen beizubehalten, lädt Ihren Körper mit kraftvoller Heilenergie auf.

Ihr Körper arbeitet Tag für Tag sehr hart, um Ihr Wohlbefinden zu erhalten, und auf einer energetischen Ebene geht es Ihnen gut. Selbst wenn Sie gerade jetzt eine kräftezehrende Krankheit durchmachen, haben Sie einen vollständigen Satz von Organen, Knochen, Blutzellen und anderen Körperprozessen, der in der ersten Schicht Ihres Aurafeldes perfekt als Hologramm funktioniert.

DIE ERSTE SCHICHT DER AURA

Die menschliche Aura umgibt den Körper wie eine Eierschale und reicht etwa zwei Meter über den physischen Körper hinaus. Die Aura ist in sieben verschiedene Energieschichten aufgeteilt. Die erste Schicht dieses Feldes ist diejenige, die dem Körper am nächsten liegt. Sie beginnt in etwa sieben Zentimeter Abstand von Ihrer menschlichen Gestalt, ist in Gitternetzlinien organisiert – atemberaubend schöne Lichtstrahlen, die das Aurafeld kreuz und quer durchziehen – und gilt als Stütze für die anderen sechs Felder. Innerhalb dieses Energiefelds existiert ein Hologramm, das als eine Art Abdruck der inneren Arbeit an Ihrer vollständigen und vollkommenen Gesundheit Schwingungen aussendet. Seine Hauptaufgabe besteht darin, Ihren physischen Körper daran zu erinnern, wie Gesundheit aussieht. Es arbeitet am besten, wenn es Erdenergie aus dem ersten Chakra bekommt. Dieses Feld wird um den Körper herum vielleicht als grau-blau und etwas verschwommen wahrgenommen. Wenn ich dieses Feld erlebe, sehe ich, wie Organe, Zellen und andere Körperfunktionen in seiner Masse schweben.

Nun, wo Sie ein paar Informationen über die erste Schicht Ihrer Aura haben, wäre es schön, sich in einem Gebet für ihre konstant gesunde Schwingung zu bedanken, mit der sie Tag für Tag Ihr Wohlbefinden aufrechterhält. Sie können Ihr eigenes Gebet herleiten oder das folgende verwenden: *Danke, liebe Aura, für mein erstaunliches Energiesystem und sein treues und ausdauerndes Pulsieren, das meinem Wesen erstaunliche Gesundheit bringt.*

Gut, wir sind jetzt bereit für den ersten Scan Ihres Seins. Tun Sie Ihr Bestes, die Informationen, die Sie bekommen, nicht zu beurteilen. Erlauben Sie ihnen, in Ihre Wahrnehmung einzufließen, und vertrauen Sie darauf, dass Ihnen das, was Sie wirklich brauchen, auf seine eigene perfekte Weise zur Verfügung stehen wird.

Beginnen Sie mit dem ersten Chakra und legen Sie Ihre nicht dominante Hand knapp über den Damm (am Beckenboden). Nehmen Sie sich ein paar Minuten, um es sich bequem zu machen, und stellen Sie sich dann einige Fragen. (Beispiele folgen.) Denken Sie daran, dass alle Antworten wertvoll sind, auch diejenigen, die im Moment keinen Sinn machen. Ihre Wahrnehmung könnte Sie auf ihre eigene makellose Weise zu einem tieferen Wissen führen.

1. Wie erkenne ich dieses Chakra? Nehme ich es als Kreis oder Kegel wahr? Oder erlebe ich es als irgendeine andere Darstellung? Taucht irgendeine Farbe in meinem Kopf auf und wenn ja, welche? Höre ich irgendwelche Klänge, während ich mich hier konzentriere? Wenn ja, welche sind es und erinnern sie mich an etwas? Wenn ich die Größe/Länge dieses Chakras einschätzen

sollte, wie würde ich sie spüren? Bin ich geerdet? Spüre ich oder nehme ich anderswie wahr, dass energetische Ranken oder Wurzeln aus meinen Füßen in den Boden wachsen, und gebe ich meinem Körper Erdenergie zurück?

Sobald Sie Antworten zur allgemeinen Funktion Ihres ersten Chakras bekommen, schreiben Sie alles in Ihr Tagebuch oder merken sich die Informationen im Kopf. Dann gehen Sie weiter und stellen Fragen zu Ihren Emotionen.

2. Tauchen, wenn ich mein erstes Chakra aufsuche, irgendwelche Emotionen aus meiner Kindheit auf? Haben sich meine Kindheitserinnerungen in den letzten fünf Jahren verändert? Und wenn ja, welche Geschichten haben sich verändert oder sind geheilt worden? Welche Einsichten habe ich über diejenigen gewonnen, die mich aufgezogen haben? Bin ich in der Lage, den Beginn dieser Lebenszeit klar zu sehen, zu fühlen und zu hören? Welche Bereiche fühlen sich grau und schwierig an?

Während Ihre Intuition Ihr erstes Chakra studiert, lassen Sie Ihre Energie die Verbindung zwischen diesem Chakra und seinem Partner, dem siebten Chakra, spüren. Im Gewahrsein dieses Chakras können Sie die Erde und den Himmel fühlen, weil Sie sowohl physischer Körper als auch Licht sind. Wie fühlt es sich an, beides zu verkörpern?

Machen Sie wieder Notizen über das, was Sie herausgefunden haben. Wenn Sie fertig sind, können Sie auf die physischen Funktionen Ihres Seins im Hologramm der ersten Schicht Ihrer Aura zugreifen.

Nun reiben Sie erneut etwa eine Minute lang Ihre Hände aneinander, um die Chakras darin wieder aufzuladen und alle stagnierende Energie, die sie vielleicht aufgenommen haben, wieder abzuwaschen. Die stagnierende Energie wird ins Universum entlassen und zu dynamischer Energie aufbereitet. Wenn Sie dazu bereit sind, führen Sie Ihre nicht dominante Hand nahe an Ihren Körper – mit etwa sieben Zentimeter Abstand – und spüren Ihre Aura dort. Sie haben vielleicht das Gefühl, die Luft zu reiben. Das ist in Ordnung, denn ob Sie Ihre Aura nun sehen, hören oder fühlen, erlauben Sie sich zu wissen, dass sie da ist. Schließen Sie ruhig die Augen, damit Sie Ihre Aura jederzeit besser spüren können. Manchmal erlaubt uns das Schließen der Augen, die physische Welt auszublenden und uns aus der Realität zu lösen, sodass wir uns ganz auf unsere Energie einstellen können.

Wie spüren Sie diese Energieschicht? Taucht eine Farbe in Ihrem Kopf auf oder ein bestimmtes Gefühl? Gefühle sind Ihr natürliches Leitsystem. Wenn Sie also ganz mit sich im Reinen sind, während Sie Zugang zu diesem Feld haben, könnte dieses Gefühl ein Zeichen dafür sein, dass Ihr Körper gesund ist. Auf der anderen Seite könnte ein ängstliches Gefühl bedeuten, dass Ihr Körper gestresst ist. Stress ist die führende Krankheitsursache. Wenn Sie eine Farbe sehen, könnte diese mit einem bestimmten Chakra im Körper in Verbindung stehen. Oder indem Sie sich sehr damit beschäftigen, was Farben zum Ausdruck bringen, erlauben Sie Ihrer früheren Verbindung zu Farben, Ihnen Informationen zu geben. Sagen wir zum Beispiel, Sie lieben die Farbe Blau, und wenn Sie diesen Teil Ihrer Aura scannen, taucht ein wunderschöner blauer Ozean in Ihrem Kopf auf und Wellen des Friedens rollen Ihnen entgegen. Das könnte Ihr Wesen sein, das Ihnen sagt, wie begeistert es darüber ist, dass Sie sich nun ernsthafter mit Ihrem Körper verbinden. Oder dass der Frieden Ihnen gehört, sogar körperlich. Vielleicht hören Sie Worte oder ganze Sätze. Selbst wenn Sie denken, dass Ihr Verstand spricht, lehnen Sie sich einfach zurück und hören zu. Ein Wort wie beispielsweise »Cholesterin« kann ein Hinweis auf etwas sein, das sich in Ihrem Körper abspielt und worauf Sie vielleicht achten müssen.

Nun, wo Sie in dem Hologramm sind, das für gesunde Organe und andere Körpersysteme steht, fragen Sie die erste Schicht Ihres Aurafeldes, wie es Ihrem Körper geht. Gibt es irgendwelche Probleme, und wenn ja, in welchem Bereich des Körpers?

Atmen Sie zur Entspannung mehrmals tief ein und aus und erlauben Sie Ihrem Gewahrsein, jegliche Information aufzunehmen. Erinnern Sie sich, dass intuitive Information in einer Weise übermittelt wird, die neutral und nicht alarmierend ist. Wenn Ihr Wesen ein Thema registriert, nehmen Sie es zur Kenntnis und danken der ersten Schicht Ihrer Aura für alle Daten, die sie zur Verfügung stellt. Wir werden noch mehr darüber herausfinden, was in Ihrem Wesen vor sich geht oder auch nicht, während wir mit dem Scannen weitermachen.

SCHWEIFEN SIE AB ODER IST ES INTUITION?

Wenn Sie Erinnerungen an Ihre Vergangenheit spüren oder vor Augen haben, während Sie Ihren Körper scannen, dann weisen Sie diese nicht von sich, und denken Sie auch nicht, dass Sie abschweifen. Diese Erinnerungen könnten nämlich Hinweise darauf sein, was aktuell in Ihrem Körper und in Ihrem Leben vor sich geht. Ihre unendliche Weisheit nutzt Bilder und Geschichten, die Sie aus Ihrer Geschichte bereits kennen, um Informationen zu kommunizieren, die jetzt relevant sind.

Herzlichen Glückwunsch! Sie haben gerade Ihr erstes Chakra gescannt, die erste Schicht des Aurafeldes und über das Hologramm auch alle Ihre Organe und Körpersysteme. Fühlen Sie sich irgendwie anders? Vielleicht fühlt sich die untere Hälfte Ihres Körpers leichter an, kribbelt oder scheint schwerer. Waren Sie während des Scannens besonders gefühlsbetont? Es wäre nicht ungewöhnlich, wenn Sie nach dem Scannen der Energie in dieser ersten Schicht des Aurafeldes neue Empfindungen hätten, weil es so viel von Ihnen repräsentiert, einschließlich Ihrer Vergangenheit, Ihrer Zukunft und Teile Ihres Lebens, die Sie erst noch entdecken müssen.

• • •

Scannen wir nun Ihr zweites Energiezentrum und die zweite Schicht des Feldes. Wenn Sie eine Weile gesessen haben, möchten Sie vielleicht für eine Minute oder zwei aufstehen und Ihren ganzen Körper dehnen und strecken. In dieser Pause reiben Sie auch schnell Ihre Hände aneinander, um jede stagnierende Energie oder Information zu befreien, die noch in Ihren Händen gespeichert sein könnte. Wir machen reinen Tisch, bevor wir fortfahren.

Bevor Sie wieder eine bequeme Haltung einnehmen, formulieren Sie eine Absicht. Die Bühne zu bereiten, bevor man sich auf ein neues Abenteuer einlässt, lädt das Ereignis mit positiver Energie auf. Hier sind ein paar Beispiele für Absichtserklärungen. Sie können aber auch Ihre eigenen formulieren.

• Möge ich, wenn ich mich nun an die Inspektion meines zweiten Chakras mache, alle Informationen willkommen heißen, und möge sich meine Fähigkeit, alle Dinge zu wissen, verbessern.

• Möge meine Fähigkeit, meine Energie und die Energie anderer zu verstehen, wachsen und möge diese Erfahrung angenehm sein.

Zur weiteren Einschätzung Ihres Seins legen Sie Ihre nicht dominante Hand etwa drei Zentimeter unterhalb des Bauchnabels auf Ihr zweites Chakra. Dies ist das saftige Chakra, wo die Kundalini-Energie zum Vorschein kommt, und es ist auch der Ort, wo sich die zweite Schicht des Aurafeldes offenbart. Diese Schicht beherbergt all Ihre wahren Emotionen, die der Schlüssel zu Ihrem natürlichen Leitsystem sind.

Was spüren Sie, wenn Sie diesen Bereich aufsuchen: Wärme, Kühle, ein Kribbeln, Begeisterung? Oder gibt es Eindrücke, visuelle oder emotionale, die sich bemerkbar machen, während Ihre Hand auf diesem Chakra liegt, einem schönen orangefarbenen Ball aus Licht. Was immer Sie erleben, ist ein Hinweis darauf, wie Ihre Emotionen in Ihrem Körper fließen. Machen Sie sich Notizen und fragen Sie dieses Energiezentrum: »Welcher Bereich meines Emotionalkörpers muss ausgeglichen werden?«

Ein ausgeglichener Emotionalkörper ist wichtig, denn intuitive Information wird neutral gefühlt, weil das umfassende Wissen nichts als falsch oder schlecht erkennt.

Bringen Sie Ihre Aufmerksamkeit nun zum Partner dieses Chakras am unteren Rücken. Dieser Partner ist der Sitz Ihres Willens in allen interessanten Bereichen Ihres Lebens: Karriere (oder was Sie in der Welt tun), Geld, Partnerschaft, Kreativität und alle Beziehungen.

Bitten Sie Ihren Willen, Sie in keiner Weise einzuschränken, während Sie sich in diesem Raum befinden. Sie merken vielleicht, dass sich Ihre Rückenmuskeln entspannen, nachdem Sie diese Absicht geäußert haben. Das Freisetzen unseres Willens wirkt Wunder in unserem Körper!

Bewegen Sie Ihre wahrnehmende Weisheit nun über Ihren Körper hinaus in die zweite Schicht Ihres Aurafeldes, die etwa fünfzehn Zentimeter von Ihrem Körper entfernt ist. Lassen Sie Ihr Wesen in diesem eher entspannten Energiefeld spielen, das dreißig Zentimeter über den Körper hinausreicht und diesen wie eine Eierschale umgibt.

Diese Schicht kann aussehen wie eine grüne Farbschattierung mit vielfarbigen Blasen darin. Die sprudelnde Bewegung dieser Blasen symbolisiert Ihre Emotionen. Krachen Ihre Blasen aufeinander (emotionales Drama) oder berühren sie einander sanft (Achtsamkeit)? Oder gehen Ihre Blasen einander aus dem Weg (Emotionslosigkeit)?

Fragen Sie das Feld, während Sie seine Energie wahrnehmen, welcher Bereich besondere Aufmerksamkeit braucht: Heim, Arbeit, Körper, Geist oder Seele? Fragen Sie sich, während Sie Ihre Emotionen beurteilen, auch, wie Ihre Fortpflanzungsorgane arbeiten. Wenn Ihnen als Frau etwas über Ihre Fortpflanzungsorgane in den Sinn kommt, stellen Sie sich Ihre Eierstöcke, Ihre Eileiter und Ihre Gebärmutter vor. Wenn Sie ein Mann sind, denken Sie an Ihre Hoden und die Prostata. Wenn eines dieser Organe in Ihrem Kopf hervorgehoben wird oder sich auf irgendeine andere Weise abhebt, sollten Sie das aufschreiben. Nun stellen Sie sich vor, wie sich ein schönes heilendes Licht in Ihre Fortpflanzungsorgane bewegt und ein kleines Extralicht in jeden Bereich schickt, der sich von den anderen abgehoben hat.

Denken Sie daran, dass alles, was Sie herausfinden, seine Gültigkeit hat. Notieren Sie sich also alles, selbst wenn manche Informationen Sie im Moment noch verwirren. Zu einem späteren Zeitpunkt könnten sie von unschätzbarem Wert sein.

Wenn ich diese Schicht des Aurafeldes bei meinen Klienten beobachte, fühle ich mich vielleicht zu dem grünen Farbton hingezogen, aber die meiste Zeit ist meine Verbindung auditiv. Ich höre vielleicht Worte wie: »Achte auf ihre Emotionen bezüglich ihrer Familie.«

ALTEN EMOTIONALEN SCHMERZ
HEILEN UND LOSLASSEN

Alle Menschen im Universum tun auf der Grundlage dessen, was sie wissen, das Beste, was sie können. Wenn Sie beim Scannen irgendeinen Schmerz oder negative Gefühle über eine Situation in Ihrem gegenwärtigen Leben oder in der Vergangenheit aufgespürt haben, sollten Sie es mit dieser Heilübung versuchen, die mich meine geistigen Helfer vor zehn Jahren gelehrt haben und die ich bis heute einsetze.

Wie immer negativ die Situation auch ist, Sie sollten wissen, dass jede Person, die etwas damit zu tun hat, einschließlich Ihrer selbst, ein höheres Selbst hat.

Ein Teil von Ihnen mit einem ausgeprägten Bewusstsein und der Fähigkeit, bedingungslos zu lieben, wünscht, der menschliche Teil von Ihnen habe sich in dieser speziellen Situation und unter allen Umständen mitfühlender und liebender gezeigt.

Erschaffen Sie vor Ihren inneren Augen einen anderen Ausgang der Situation, ein Ergebnis, das mehr dem entspricht, was Sie wollen. Es kann zum Beispiel sein, dass Sie, als Sie ein Kind waren, nicht gut mit Ihren Geschwistern ausgekommen sind. Im Laufe der Jahre haben Sie immer wieder versucht, eine warmherzige Verbindung zu ihnen aufzubauen, aber es scheint einfach nicht zu klappen. Eigentlich beschleicht Sie, wann immer Sie darüber nachdenken (höchstwahrscheinlich viel zu oft), das Gefühl, nicht allzu viele enge Beziehungen zu haben.

Nun stellen Sie sich vor, dass Sie liebenswürdige und erfüllende Beziehungen zu Ihren Geschwistern und vielen

Freunden haben. Die Nähe, die Sie jetzt erleben, berührt Ihr Herz sehr tief. Sie brauchen nicht herauszufinden, wie oder warum diese Beziehungen geheilt wurden; sie sind es einfach. Vielleicht waren sie vor Ihren inneren Augen schon immer wunderbar. Sie spüren auch, wie sehr andere Menschen Ihre Freundschaft, Ihren Rat und Ihre Gesellschaft schätzen.

Verbringen Sie täglich fünf Minuten oder gleich jetzt ein paar Minuten damit, den Ausgang dessen, was Sie sich immer gewünscht haben, zu spüren. Ungeheilte Emotionen können Ihr Energiesystem beeinträchtigen, einschließlich der zweiten Schicht Ihres Aurafeldes. Glücklicherweise kann alles jederzeit geheilt werden. Das höhere Selbst jeder einzelnen Person, die an der Situation beteiligt war, wird mit Ihnen zusammenarbeiten, um den Schmerz zu heilen. Sie müssen es nur zulassen!

(Mehr über geistige Helfer und das höhere Selbst erfahren Sie im Abschnitt »Häufig gestellte Fragen« im Anhang dieses Buches.)

• • •

Jetzt gehen wir dazu über, das dritte Chakra und die dritte Schicht Ihres Aurafeldes zu scannen. Legen Sie Ihre nicht dominante Hand auf den Solarplexus in der unteren Mitte des Brustkorbs am Oberbauch. Dies ist ein kraftvolles Energiezentrum, weil es Ihr Immunsystem ebenso steuert wie Ihre Gefühle sich selbst gegenüber. Wie reagiert die Energie in Ihrem Körper, wenn Sie über Ihre Immunität nachdenken und über das Mitgefühl, das Sie für sich selbst empfinden? Fühlt sich Ihre Energie dann fest oder eher durchsichtig an? Wie reagiert Ihr Verstand, wenn Sie über diese Vorstellung nachdenken? Nehmen Sie sich ein paar Momente um zu fühlen, wie Ihr Wesen auf diesen Teil des Scannens reagiert. Machen Sie sich Notizen, die Sie sich später noch einmal vornehmen können.

Lenken Sie Ihre Aufmerksamkeit nun auf den Partner des dritten Chakras, der in der Mitte der Wirbelsäule lokalisiert ist. Dieser Bereich hat etwas damit zu tun, wie Sie sich selbst in der Welt wahrnehmen. Ob Sie ihn nun sehen, hören oder fühlen – wissen Sie, dass er da ist.

Wie sehen Sie sich auf dieser Welt namens Erde? Sind Sie ein aktiver Teilnehmer oder halten Sie sich eher zurück? Und was noch wichtiger ist, sind Sie so in der Welt, wie Sie es sich wünschen? Alle Wesen haben ein sehr genaues Gefühl dafür, wer sie wirklich sind. Die meisten fühlen sich mit ihren besten Eigenschaften eher unwohl und halten sich selbst davon ab, sie wirklich zu erleben. Wenn Sie diesen Teil Ihres Körpers und Ihrer Energie spüren, bitten Sie darum, dass das richtige Selbstgefühl auftauchen möge. Es ist immer bei Ihnen, weil Ihre natürlichen Gaben und Talente nie weggehen!

Nun wollen wir die dritte Schicht Ihres Aurafeldes besuchen. Sie ist etwa 45 Zentimeter von Ihrem Körper entfernt und fühlt sich vielleicht ein wenig schwer an, weil sie all Ihre Gedanken beherbergt. Wenn ich diese Schicht des Aurafelds besuche, sehe ich Hunderte von Schubladen wie aus einer Kommode, frei schwebend zwischen Tausenden von Gitternetzlinien aus Licht, die dem Bild der Schubladen eine warm- oder hellgelbe Energie verleihen. In jeder Schublade sind viele Gedanken. Wenn ich mir die Gedanken anderer anschaue, sind sie in der Regel voller Negativität.

Nachdem ich Tausende von Menschen berührt habe, ist mir klar geworden, dass sich die meisten Menschen selbst hassen.

Als ich das erste Mal meine Chakras gescannt habe, konnte ich mein drittes Energiezentrum nicht sehen. Ich hatte buchstäblich so wenig Energie in meinem Oberbauch, dass es mir unmöglich war, sie zu visualisieren. Bei den meisten Störungen, die etwas mit diesem Chakra zu tun haben, geht es um Selbstzweifel und Angstgefühle, die einem Mangel an Vertrauen entspringen. Sich selbst als das erstaunliche Wesen, das Sie sind, anerkennen zu lernen, heilt die vorhandene Energie, löscht negative Gedanken und sorgt für einen gesünderen Körper. Wenn Sie merken, dass die Energie Ihres Wesens erschöpft ist, bitten Sie das Göttliche um Einsicht, wie Sie die ursprüngliche Wunde heilen können. Denken Sie daran, dass alle Antworten eine Verbindung zu Ihnen haben, weil Sie ein Teil des Universums sind, aber es kann sein, dass Sie fragen müssen, um das herauszufinden.

SIE MÜSSEN FRAGEN, WENN SIE ANTWORTEN HABEN WOLLEN

Es ist wichtig, dass Sie Fragen stellen, wenn Sie Ihren Körper, Ihre Emotionen und Ihre geistige oder spirituelle Gesundheit einschätzen. Viele Menschen denken, dass ihnen die Informationen, die sie brauchen, einfach auf magische Weise vom Himmel herab in den Schoß fallen oder geliefert werden wie ein Postpaket. Wenn das nicht passiert, neigen die Menschen dazu zu denken, dass sie nicht verbunden und schon gar nicht intuitiv sind. Aber der Himmel muss hören, was Sie brauchen, und zwar direkt aus Ihrem Mund, weil die meisten von uns keinen meditativen Geist haben. Vielmehr befindet sich in unseren Köpfen ein verschlungenes Labyrinth, aus dem nicht einmal Houdini hätte entfliehen können – ein Labyrinth, dessen Hindernisse keinen Sinn machen und die wir nicht überwinden können. Doch mit immer mehr Achtsamkeitspraxis werden die Fragen, die Sie stellen, weniger und immer weniger und der Fluss des Wissens wird sich schließlich anfühlen wie eine superschnelle Autobahn, weil Ihr Geist jetzt frei ist, darauf zu fahren.

Achtsamkeit bedeutet, ganz im gegenwärtigen Moment zu sein. Es heißt, absolut aufmerksam zu sein für wahre Gefühle und Gedanken, die Ihr Sein, Ihre Seele, Ihre Energie und Ihr Herz auf positive Weise nähren. Wenn es in Ihrem täglichen Leben an Achtsamkeit fehlt, haben Sie die Tendenz, übermäßig stark auf Ihre Gedanken zu reagieren. Damit senden Sie die Energie der Besorgnis in Ihren Körper, was wiederum ungesunde und angstvolle Gefühle erzeugt, die Sie von Ihrem wahren Selbst ablenken und vom Lebensweg Ihres Herzens.

Seien Sie, wenn Sie Achtsamkeit lernen wollen, einfach mit Ihrer ganzen Aufmerksamkeit bei allem, was Sie im Moment tun, was immer es auch sein mag. Wenn Sie Ihr Geschirr mit der Hand spülen, spüren Sie zum Beispiel den Schaum an Ihren Fingern und das Gewicht des Gegenstandes, den Sie gerade in der Hand halten. Spüren Sie die Temperatur des Wassers und bemerken Sie Ihre Körperhaltung. Es gibt so viel, was man in sich aufnehmen kann, wenn man ganz auf die Gegenwart konzentriert ist, und alles führt zu der tieferen Verbindung mit dem Bewusstsein, die Sie suchen.

Bevor wir dieses Energiezentrum verlassen, wollen wir wunderschönes Licht zu den Organen schicken, die hier liegen: Leber, Bauchspeicheldrüse, Gallenblase, Milz, Magen und Dünndarm.

Wenn Sie jedem einzelnen Organ Licht senden, wie nimmt das jeweilige Organ diese Energie auf? Fließt die Energie gut? Oder fühlt sich das Organ klebrig oder schwer an und ist nicht in der Lage, die Energie in sich einfließen zu lassen? Machen Sie sich Notizen über Ihre Befunde. Wenn sich irgendein Bereich seltsam anfühlt, schicken Sie dem Organ extra viel Licht, während Sie Liebe empfinden. Wenn Sie gesundheitliche Probleme mit irgendeinem Organ oder Teil Ihres Körpers haben, dann gehen Sie dort hinein. Sie können liebendes Licht in den betreffenden Bereich schicken, wann immer Sie sich dazu inspiriert fühlen.

Sie stellen vielleicht bald eine gesundheitliche Verbesserung fest oder werden auf einen neuen Arzt oder Heilpraktiker, eine neue Medizin oder ein natürliches Ergänzungsmittel aufmerksam. All das kann eine heilende Veränderung bewirken, doch am Anfang jeder Heilung steht die Liebe.

• • •

Nun scannen wir das vierte Chakra und die vierte Schicht des Aurafeldes. Reiben Sie Ihre Hände aneinander, um jedwede Energie zu entfernen, die vom Scannen des dritten Chakras übrig geblieben ist.

Legen Sie Ihre nicht dominante Hand in die Mitte Ihrer Brust. Nehmen Sie ein paar tiefe Atemzüge und lassen Sie Ihren Geist nach innen wandern, weit in Ihren Körper hinein, noch über Rippen, Lungen und Herzmuskel hinaus. Während Ihr Gewahrsein in diesen Bereich einfließt, dehnen Sie sich in umfassendes Bewusstsein und bedingungslose Liebe aus.

Erlauben Sie dem vierten Chakra, Ihre Energie zu transformieren, damit Sie in Ihre höher schwingenden Energiezentren vordringen können. Die Energie des vierten Chakras ist die Basis für eine Veränderung im Bewusstsein der gesamten menschlichen Rasse.

Lassen Sie sich selbst los in dem Wissen, dass freies Fallen an dieser Stelle großartig für Ihre Gesundheit und Ihr Wohlbefinden ist. Und während Sie sich der Leere hingeben, achten Sie auf alles, was in Ihr Bewusstsein kommt. Loslassen kann Ihnen das Gefühl geben, sehr verletzlich zu sein. Sagen Sie sich, dass dieses Gefühl, ausgeliefert zu sein, nicht nur vollkommen ist, sondern auch notwendig, damit Sie sich für sich selbst öffnen und von jenen Dingen lösen können, die Sie einschränken.

Scannen Sie nun die Rückseite Ihres vierten Chakras zwischen den Schulterblättern, um einschätzen zu können, wie gut Sie Energie empfangen. Notieren Sie Ihre Befunde und tauchen Sie dann den gesamten Bereich in sonnendurchflutetes Licht, um Ihre Schwingung aufzuladen.

Stellen Sie Fragen über die Organe in Ihrer Brusthöhle. Gab es einen Hinweis auf eine Veränderung in Ihrem Bewusstsein, nachdem Sie sonniges Licht dorthin haben strömen lassen? Vergessen Sie nicht, dass das, was Sie erleben, real ist, egal ob Sie es hören, fühlen oder sehen.

Um mit der vierten Schicht des Aurafeldes zu verschmelzen, strecken Sie Ihre Arme bis in etwa 1,30 Meter Entfernung von Ihrem Körper aus und machen sich zunächst mit der vierten Schicht Ihrer Aura vertraut. In der Tiefe dieses erstaunlichen Ortes besteht die Möglichkeit, alles vollständig zu erfassen und zu erkennen, dass alles für alle vorhanden ist: Liebe, Gesundheit, Reichtum und Freude. Viele Menschen sehen die Farbe Rosa, wenn sie sich mit dieser Schicht verbinden. Was sehen, hören oder fühlen Sie?

Ich sehe eine rosa Farbe, wenn meine Aufmerksamkeit auf dieses Feld gelenkt wird. Für mich ist das ein Indikator dafür, dass ein Klient zu großzügig ist, sich für andere engagiert und darüber seine eigenen Bedürfnisse vernachlässigt. Menschen, die »Ermöglicher« sind, haben eine riesige, auffallend rosafarbene vierte Schicht in ihrer Aura. Eine gesunde vierte Auraschicht sieht aus wie ein gewaltiges Universum mit Sternen, Monden und Sonnen, die seine Tiefen erleuchten.

Bevor Sie diesen Bereich verlassen, sprechen Sie ein Mantra, das hoch schwingende Energie in Ihr Wesen braust, um Sie für Ihre Reise in das fünfte, das sechste und das siebte Chakra vorzubereiten.

Lassen Sie Ihre Hand auf der Brust liegen und sprechen Sie laut:

Ich bin dankbar für jede Führung, die es mir erlaubt,
mich in jeder Situation, die mir in diesem Leben präsentiert wird,
der Liebe hinzugeben und dem, was für alle am besten ist.

Wunderbar, Sie haben die Hälfte Ihres ersten intensiven Scannens hinter sich. Gut gemacht!

Wenn Sie eine Weile gesessen haben, wäre nun ein guter Zeitpunkt, um aufzustehen und sich zu dehnen und zu strecken.

• • •

Jetzt gehen Sie weiter zum fünften Energiezentrum in der Mittel Ihres Halses. Nachdem Sie Ihre Hände aneinander gerieben haben, nehmen Sie Ihre nicht dominante Hand, um sich mit dem fünften Chakra, dem höchsten persönlichen Kraftzentrum im menschlichen Körper zu verbinden. Bei diesem Chakra möchten Sie Ihre Hand vielleicht nicht direkt auf den Hals legen.

Das Gewicht der Hand könnte nämlich für Irritationen in diesem Bereich sorgen. In der Regel lege ich meine Hand etwas über den Bereich, vielleicht einen bis zwei Zentimeter von der Haut entfernt.

Achten Sie darauf, wie es Ihrem Körper geht, wenn Ihre Energie in diesem Vortex präsent ist. Wie fühlen sich Ihre Kiefer, Ihr Mund, Ihre Zähne und Ihr Zahnfleisch an? Fallen Ihnen irgendwelche Veränderungen in der Temperatur auf? Wie ist Ihr Stresslevel? Hat es sich im Vergleich zu vor der Erkundung des fünften Chakras beruhigt oder ist es eskaliert?

Jetzt bringen Sie Ihre Aufmerksamkeit auf die Rückseite Ihres Halses, wo die Halswirbel liegen. Wie fühlt sich Ihr Nacken im Moment an? Wenn Sie in der Regel unter Nackenschmerzen leiden, spüren Sie dann eine Besserung Ihrer Symptome oder spüren Sie ein plötzliches Unwohlsein in diesem Bereich? Notieren Sie sich, was Sie herausgefunden haben.

Dieses Chakra ist so empfindlich, dass die meisten Menschen hier selbst die geringste Energieverschiebung spüren, wenn sie achtsam dafür werden. Im Alltag reagiert dieses Chakra darauf, ob Sie Ihre Wahrheit sagen oder nicht. Es geht ihm fantastisch, wenn Sie es tun, und nicht ganz so gut, wenn Sie es nicht tun.

Jetzt lenken Sie Ihre Aufmerksamkeit zu Ihrer Schilddrüse, die sich wie ein Schmetterling über der Luftröhre ausbreitet. Ganzheitliche Therapeuten glauben, dass diese Drüse buchstäblich Überstunden macht, um die Arbeit anderer Hormondrüsen mit zu übernehmen, wenn diese Schwierigkeiten haben, ihre Aufgabe zu erfüllen. Senden wir also weises und atemberaubendes Licht in die Schilddrüse und andere Teile dieses Bereichs, die Energie brauchen. Licht in die Schilddrüse zu schicken, trägt dazu bei, Ihr gesamtes Hormonsystem auszugleichen, selbst wenn Sie Medikamente für diese Drüse nehmen.

Um sich mit Ihrer Aura und der fünften Schicht dieses Feldes zu verbinden, strecken Sie die Hand etwa 1,7 Meter weit aus. Wenn Ihr Arm nicht so lang ist, stellen Sie sich einfach vor, dass Sie so weit reichen können, denn Absicht ist alles.

Wenn Sie mit der optimistischen Absicht, den Sinn Ihres Lebens kennenzulernen, eine Verbindung zu dieser Schicht des Feldes herstellen, dann ist dies höchst ermächtigend und kann Ihr ganzes Leben ebenso verändern wie das Aussprechen Ihrer Wahrheit. Die Energie all Ihrer natürlichen Gaben und Talente wohnt in diesem Feld. Wenn Sie sich selbst ehrlich und aufrichtig zum Ausdruck bringen, erleuchtet das fünfte Chakra dieses Feld und macht Ihr wahres Selbst erkennbar.

Wenn ich in diesen Bereich geführt werde, sehe ich die Farbe Blau, die mit Hunderten von silberfarbenen Gitternetzlinien verflochten ist. Die blaue Farbe dieses Feldes ähnelt in ihrer Schattierung dem Blau des fünften Chakras der betreffenden Person. Die Farbschattierungen im Körper eines Menschen variieren in Abhängigkeit von seinem Befinden, seinen Gedanken und seiner Fähigkeit, gestaute Energie wieder fließen zu lassen.

Wenn ein Klient bereit ist, sein Potenzial zu erkennen, werden mir in seiner fünften Auraschicht Bilder von seinen natürlichen Talenten und besonderen Fähigkeiten gezeigt. Was spüren Sie in diesem Moment?

Während wir uns darauf vorbereiten, diesen Bereich wieder zu verlassen, hier noch ein Gebet, das Sie als Affirmation für Ihre Wahrheit verwenden können:

Möge ich jeden Tag und in jeder Weise
meine Wahrheit erkennen und schätzen.

Vielleicht summt Ihr Körper in diesem Moment, weil Sie energetisch mit den hoch schwingenden Chakras verschmelzen.

. . .

Nachdem Sie Ihre Hände aneinandergerieben haben, legen Sie Ihre nicht dominante Hand auf Ihre Stirn, um sich mit dem dritten Auge zu verbinden. Dieses Energiezentrum zu erforschen kann vor allem deshalb spannend sein, weil Sie während des Scannens Ihre intuitiven Muskeln trainiert haben.

Lenken Sie Ihre ganze Aufmerksamkeit in Ihren Kopf und das erstaunliche Chakra dort. Ob Sie sich dessen bewusst sind oder nicht, die Fähigkeit, sich mit den Einsichten zu verbinden, die hier zu Hause sind, stand Ihnen schon immer zur Verfügung. Atmen Sie ein paarmal tief durch und nehmen Sie sich einen Moment Zeit, um sich dieses natürliche Geburtsrecht wirklich zuzugestehen.

Fragen Sie sich laut und deutlich: »Wie kann ich meine symbolische Sprache am besten empfangen und verstehen, damit ich hell und klar sehen, hören und fühlen kann?« Notieren Sie, was immer Ihnen in den Sinn kommt.

Setzen Sie Ihre Fähigkeit, Ihren Körper zu scannen, nun ein, um die Neurotransmitter in Ihrem Gehirn zu beurteilen. Diese winzigen Einheiten verteilen in Windeseile auf Ihren Überzeugungen basierende Daten über Ihr gesamtes zentrales Nervensystem. Wenn sie die Daten übertragen, setzen die Neurotransmitter chemische Reaktionen in Gang, welche wiederum Emotionen hervorrufen, die Ihre Überzeugungen unterstützen. Teil Ihrer Einschätzung ist eine Bestandsaufnahe des roten Fadens Ihrer Überzeugungen – also dessen, was Sie über sich selbst und Ihr Leben denken. Hier ist eine Liste von Wörtern, die Ihnen helfen, diesen roten Faden zu erkennen:

Glück	Wohlstand	Zorn
Armut	Neid	Intelligenz
Seligkeit	Eintracht	Omnipräsenz
Angst	Schikane	Verrücktheit
Dankbarkeit	Liebe	Ausgeglichenheit

Wählen Sie vier dieser Begriffe, die zu Ihren Gedanken zu passen scheinen. Beurteilen Sie in diesem Prozess weder die Worte, die Sie wählen, noch sich selbst. Die Fähigkeit, hellsichtig, hellhörig oder hellfühlig zu sein, kommt ganz von allein, wenn Sie sich selbst und alle anderen uneingeschränkt akzeptieren.

Richten Sie kostbare Liebe und wertvolles Licht auf all Ihre Emotionen und Überzeugungen und geben Sie dabei Ihre Absicht zu erkennen: Licht und Liebe mögen Sie in positiver Weise unterstützen. Großartig! Lassen Sie das Licht weiterhin auf Ihre gesamte Gehirnmasse, die Drüsen und alle Sinne scheinen. Wie fühlen Sie sich? Welche Farben und Eindrücke empfangen Sie? Schreiben Sie alles auf oder merken Sie es sich.

Nun versuchen Sie, die Länge des vorderen Partners Ihres dritten Auges zu bemessen. Er kann bis etwa dreißig Zentimeter gerade aus Ihrer Stirn herausragen. Doch ganz gleich, wie lang er auch sein mag, stellen Sie sich vor, dass er tief purpurfarben ist und sich energetisch in die vierte Dimension erstreckt: den übernatürlichen Bereich. Ob Sie ihn nun sehen, hören oder fühlen, Sie wissen, dass er da ist.

Lenken Sie Ihre Aufmerksamkeit nun auf den hinteren Partner dieses Chakras und stellen Sie sich vor, dass der Bereich des Allwissens, die vierte Dimension, ein großer und enger Freund von Ihnen ist. Das Wohlbefinden und die Liebe, die Sie dort fühlen können, übertrifft alles andere. Erlauben Sie diesem hinteren Partner des Chakras, so viel Liebe in Ihr Bewusstsein zu absorbieren, wie er nur kann.

Erweitern Sie Ihr Bewusstsein von der sechsten Schicht Ihrer Aura (etwa zwei Meter von Ihnen entfernt) aus, und öffnen Sie sich für dieses allgegenwärtige Feld, das nichts bewertet und die reine Großartigkeit in allen Dingen und Wesen sehen kann. Während Sie seine Präsenz spüren, bitten Sie darum, dass Ihnen das am meisten erweitere Bewusstsein geschenkt wird, das möglich ist.

Sich mit dieser Schicht des Aurafelds zu verbinden, wird Ihnen helfen zu verstehen, wie der menschliche Geist arbeitet, und Ihnen Einsicht in die Gründe geben, aus denen wir bestimmte Dinge tun. Dies wird Ihr Wesen mit absolutem Mitgefühl für all unsere Entscheidungen erfüllen.

Während Sie sich in der sechsten Schicht Ihres Aurafeldes sonnen, wie stellt es sich Ihnen dar? Wenn ich mich anfänglich mit dieser Schicht verbinde, sehe ich eine tief purpurne Farbe, aber wenn ich mich näher damit beschäftige, werde ich in die Tiefen des Alls transportiert. Es sieht dunkel und mysteriös aus, aber ich fühle mich vollkommen sicher und bin enorm neugierig auf alles um mich herum. Was nehmen Sie wahr?

Atmen Sie tief durch und würdigen Sie Ihr Engagement für Ihren Körper, während wir uns auf Ihr endgültiges Ziel vorbereiten: das siebte Energiezentrum!

• • •

Bringen Sie Ihre gesamte Aufmerksamkeit zum höchsten Punkt Ihres Kopfes, wo das siebte Chakra liegt. Reiben Sie die Hände aneinander und nehmen Sie einige tiefe Atemzüge, um Energie in

Ihren Körper zu bewegen. Atmen Sie dann aus und lassen Sie alles los, was Ihnen nicht länger dienlich ist.

Dieses Chakra kann sich viele Meter, ja sogar Kilometer über Ihren Körper hinaus ausdehnen. Das Chakra wächst nach oben, während Sie Ihre Spiritualität kultivieren und Ihr Bewusstsein erhöhen – und verstehen, was es bedeutet, ein unersetzlicher Teil der Schöpfung zu sein.

Strecken Sie Ihren nicht dominanten Arm aus und spüren Sie dieses massive Gefüge. Fühlen Sie es? Wie stellt es sich Ihnen dar? Welche Farbe sehen Sie dort und welche Botschaften empfangen Sie aus diesem verwunschenen Vortex? Was immer Sie sehen, hören oder fühlen ist vollkommen und wirklich. Schreiben Sie es auf.

Während Sie diese brillanten Einsichten haben, scannen Sie Ihr Nervensystem außerhalb Ihres Gehirns nach irgendwelchen Themen, Zeichen oder Botschaften ab. Wie geht es Ihrem Nervensystem? Ist es lebendig und aktiv? Wie ist es um die Unversehrtheit Ihrer Haut bestellt? Wenn Ihnen irgendetwas auffällt, das nicht in Ordnung ist, senden Sie heilendes Licht in diese Bereiche und danken dem Universum für Ihre Ganzheit.

Nun strecken Sie sich ganz bewusst bis in die siebte Schicht des Feldes. Bei diesem riesigen Bereich handelt es sich um die letzte Schicht Ihrer Aura. Sie macht Ihnen deutlich, dass sich alle Energie für immer ausdehnt, denn das Universum hat keinen Anfang und kein Ende. Alles existiert immer und für immer. Lassen Sie sich von dieser Auraschicht auf die für Sie beste Weise zeigen, dass nichts wirklich zu Ende geht. Atmen Sie mehrmals tief durch. Lassen Sie dabei alte Vorstellungen los und atmen Sie neue, weiträumige ein.

Wie nehmen Sie diese Auraschicht wahr? Was hören, sehen oder fühlen Sie? Tanzen Sie mit Ihren Symbolen und atmen Sie Ihre Selbstwerdung ein.

Für mich ist diese Auraschicht ein strahlendes goldenes Farbfeld, voll mit Trillionen von Gitternetzlinien aus blendendem Licht. Eine Verbindung zu diesem Feld herzustellen hilft Ihnen zu verstehen, dass das Universum Ihr wunderbares Wesen mit absoluter Sicherheit sehen, hören und fühlen kann.

Bevor wir Ihre Chakras und Ihre Aura verlassen, wollen wir Licht aus diesem erstaunlichen Feld in Ihr ganzes Energiesystem senden, um möglicherweise irgendwo vorhandene Lecks zu schließen. Manchmal ermüden Energiefelder und die Lebensenergie sickert an irgendeiner Stelle hinaus. Machen Sie sich absichtlich bewusst, dass Ihre Intuition ganz genau weiß, wo diese Lecks sind, und dass das blendende Licht aus dieser Auraschicht und aus der Schöpfung sie sofort in gesunde Vitalität verwandelt. Nehmen Sie sich ein paar abschließende Minuten, um in dieser Energie des Wohlbefindens zu baden.

Herzlichen Glückwunsch! Sie haben das erste gründliche Scannen Ihres Energiesystems beendet. Möge Sie jeder Tag dazu inspirieren, jede Schwingung, die Sie sind, zu kennen und zu lieben!

ANHANG

CHAKRA-ÜBERSICHTSTABELLE

Erstes Chakra: Ursprungsfamilie	
Farbe	Rot
Lage im Körper	Damm
Emotionale Gesundheit	Ihre Fähigkeit, die Beziehung zu Ihrer Ursprungs-familie zu heilen
Erkrankungen	Rheumatische Arthritis und degenerative Gelenkerkrankungen; Blut-, Knochen-, Dickdarm- und Mastdarmkrebs; Dickdarm- und Blutstörungen; Muskel-Skelett-Probleme mit den Knien, den hinteren Oberschenkelmuskeln sowie allen Bändern und Sehnen von den Hüften bis zu den Zehen; Hämorrhoiden, Ischialgie und Sichelzellenanämie
Übungen	Siehe die Übungen am Ende von Kapitel 2. Mantra: Jeden Tag erkenne ich die wahre Schönheit meiner Familie und feiere unsere einzigartigen Eigenschaften. Wiederholen Sie dieses Mantra jeden Tag ein paar Minuten lang, um Ihr Bewusstsein für das zu öffnen, was Sie über Ihre Kindheit wissen müssen.

Zweites Chakra: Leidenschaft	
Farbe	Orange
Lage im Körper	direkt unter dem Nabel
Emotionale Gesundheit	Ihre Fähigkeit, große Freude zu empfinden
Erkrankungen	Eierstock-, Gebärmutterhals-, Gebärmutter-, Prostata-, Blasen- und Nierenkrebs; Eileiterschwangerschaft, Endometriose und alle anderen reproduktiven Probleme, Nierenversagen, Nebennierenerkrankung, Schmerzen im unteren Rücken, Blinddarmentzündung, Bandscheibenvorfälle im Lendenwirbelbereich
Übungen	Siehe die Übungen am Ende von Kapitel 3. Mantra: Danke für die Freude, die mein Wesen jeden Tag erfüllt. Wiederholen Sie dieses Mantra jeden Tag, vorzugsweise nach dem Aufwachen. Es wird Ihnen helfen, die freudigen Dinge oder Situationen im Laufe des Tages zu erkennen.

Drittes Chakra: Selbstliebe	
Farbe	Gelb
Lage im Körper	im Bereich des Solarplexus
Emotionale Gesundheit	Ihre Fähigkeit, sich selbst zu lieben
Erkrankungen	Chronisches Müdigkeitssyndrom, Lupus, Diabetes, chemische Überempfindlichkeit, Sklerodermie, Divertikulitis, Magenkrebs und Sodbrennen; Muskel-Skelett-Probleme in der mittleren Wirbelsäule; Zöliakie, Morbus Crohn, Borreliose und entzündliche Darmerkrankungen; Erkrankungen des Bindegewebes, der Leber, der Bauchspeicheldrüse, der Gallenblase und der Milz
Übungen	Siehe die Übungen am Ende von Kapitel 4. Mantra: Jeden Tag und in jeder Weise erkenne ich meinen Selbstwert an. Wiederholen Sie dieses Mantra zwei oder drei Mal am Tag laut oder leise. So fangen Sie an, sich selbst zu schätzen.

Viertes Chakra: Umfassende Liebe	
Farbe	Grün
Lage im Körper	Mitte der Brust
Emotionale Gesundheit	Ihre Fähigkeit, umfassende Liebe zu geben und zu empfangen
Erkrankungen	Brustkrebs; Karpaltunnelsyndrom; Schultergürtel-Kompressionssyndrom; Erkrankungen des Herzens, der Lunge, des lymphatischen Systems, der Thymusdrüse und des Kreislaufsystems; Muskel-Skelett-Probleme im oberen Rücken
Übungen	Siehe die Übungen am Ende von Kapitel 5. Mantra: Jeden Tag gewinnt meine Fähigkeit, umfassende Liebe zu geben und zu empfangen, an Ausgeglichenheit. Dieses Mantra kann wie ein Gebet wiederholt werden. Sprechen Sie es am Morgen und am Abend.

Fünftes Chakra: Die Wahrheit aussprechen	
Farbe	Blau
Lage im Körper	Hals
Emotionale Gesundheit	Ihre Fähigkeit, Ihre persönliche Wahrheit auszusprechen
Erkrankungen	Muskel-Skelett-Probleme mit dem Nacken und den Bandscheiben zwischen den Halswirbeln; Erkrankungen oder Störungen des Mundes, der Zunge und des Kehlkopfes, einschließlich Schilddrüsenkrebs; Parodontitis, Zahnfleischentzündung und Mandelentzündung; Probleme beim Sprechen, beim Schlucken oder mit dem Geschmackssinn
Übungen	Siehe die Übungen am Ende von Kapitel 6. Mantra: Meine Wahrheit zu äußern fühlt sich selbstverständlich an und gibt mir Kraft, damit ich mehr der Mensch sein kann, der ich wirklich bin. Wiederholen Sie diesen Satz täglich eine Minute lang. Dann wird es Ihnen besser gelingen, Ihre Bedürfnisse zum Ausdruck zu bringen und große Fragen zu stellen. Dieses Mantra ist besonders hilfreich, wenn es darum geht, sich vor einem schwierigen Gespräch selbst zu beruhigen.

Sechstes Chakra: Intuition	
Farbe	Indigo
Lage im Körper	Zentrum des Gehirns
Emotionale Gesundheit	Ihre Fähigkeit, Ihrer Intuition zu vertrauen
Erkrankungen	Erkrankungen und Störungen des Gehirns wie Alzheimer-Krankheit, Demenz, Gehirntumore, Migräne, Kopfschmerzen und Schwindel; Hörstörungen, einschließlich Tinnitus, Infektionen des Ohres und Hörverlust; Störungen und Erkrankungen der Augen wie Glaukom, Katarakt und Sehstörungen; Erkrankungen des Sinus, einschließlich Infektionen und Nasenscheidewandverkrümmung
Übungen	Siehe die Übungen am Ende von Kapitel 7. Mantra: Meine Intuition anzunehmen bereitet mir größtes Vergnügen. Wiederholen Sie dieses Mantra einige Minuten lang vor dem Einschlafen, damit Sie seine Bedeutung schneller in Ihr Unterbewusstsein und Ihr Wachbewusstsein integrieren.

Siebtes Chakra: Geist, Seele	
Farbe	Weiß
Lage im Körper	Scheitelpunkt des Kopfes
Emotionale Gesundheit	Ihre Fähigkeit, sich mit dem Spirituellen zu verbinden
Erkrankungen	Erkrankungen des Nervensystems und des peripheren Nervensystems wie ALS (Amyotrophie Lateralsklerose, auch Lou-Gehrig-Syndrom); Guillain-Barré-Syndrom; Multiple Sklerose; erhöhte Schmerzempfindlichkeit; Hauterkrankungen wie Psoriasis, Ekzeme, Haarausfall, Kontaktdermatitis, Nesselsucht und Weißfleckenkrankheit
Übungen	Siehe die Übungen am Ende von Kapitel 8. Mantra: Der große Geist und ich sind eins. Wiederholen Sie dieses Mantra, während Sie etwas tun, womit Sie diese freudvolle Verbindung feiern, beispielsweise durch Ihr ganz von Kerzen erleuchtetes Haus zu tanzen.

Anmerkung: *Manche Erkrankungen werden mit mehr als einem Chakra in Verbindung gebracht.*

HÄUFIG GESTELLTE
FRAGEN

1. Was ist ein Chakra?

   Ein Chakra ist ein Energiezentrum, das in allen Lebewesen mehrfach vorhanden ist. Es ist wie ein Trichter oder ein Wirbel geformt und dreht sich, wenn man in die Öffnung des Trichters schaut, im Uhrzeigersinn. Es empfängt Energie und leitet sie weiter.

2. Was ist Hellfühligkeit?

   Hellfühlig zu sein bedeutet, sich tief in alles einfühlen zu können, was in dieser Welt und jenseits von ihr vorhanden ist. Ein Beispiel dafür ist die Psychometrie: die Fähigkeit eines Menschen, durch simples Berühren eines Gegenstandes Informationen über seine Geschichte zu bekommen.

3. Was ist Hellhörigkeit?

   Hellhörigkeit ist die Fähigkeit, tief in unsere Welt hineinzuhören, die fast schon an eine störende Empfindlichkeit für Erdklänge grenzt. Es ist auch die Fähigkeit, Töne von außerhalb unserer Welt zu hören. Man könnte zum Beispiel die Stimmen der Engel oder die Musik im Himmel hören.

4. Was ist Hellsichtigkeit?

   Hellsichtigkeit ist die Fähigkeit, tiefen Einblick in unsere Welt und darüber hinaus zu bekommen und vielleicht Mikroorganismen ohne Mikroskop zu sehen oder Wesen, die auf der anderen Seite der uns normalerweise sichtbaren Welt leben.

5. Was ist Energiemedizin?

Energiemedizin ist ein allgemeiner Begriff, der ein weites und sich ständig veränderndes Gebiet des ganzheitlichen Heilens beschreibt. Die Energiemedizin arbeitet mit dem menschlichen Energiesystem, um zur Heilung von Krankheiten beizutragen.

6. Was ist intuitives Heilen?

Intuitives Heilen umfasst ein tiefes Wissen, das Teil des eigenen Wesens ist und Zugriff auf ein angesammeltes Bewusstsein dafür hat, was uns heilen kann.

7. Was ist das höhere Selbst?

Das höhere Selbst ist die Repräsentation Ihrer Seele in ihrer ganzen Fülle. Es existiert irgendwo außerhalb Ihres Körpers, aber relativ nah, sodass Sie Zugang dazu haben können.

8. Was ist der übersinnliche Bereich?

Der übersinnliche Bereich wird auch als Astralebene bezeichnet. Es ist eine mit der Erde verbundene dimensionale Raum-Zeit-Wirklichkeit, in der intuitive, übersinnliche und Informationen aus früheren Leben abgefragt werden können.

9. Was ist eine Aura?

Eine Aura ist eine geordnete Masse aus Energie, die den menschlichen Körper umgibt.

10. Was ist Intuition?

Intuition ist die Fähigkeit, Informationen jenseits der fünf Sinne zu empfangen und zu verstehen.

11. Was sind Gitternetzlinien?

Gitternetzlinien sind Wesen aus Licht, die sich in geordneten, geraden Linien durch das ganze Universum bewegen und in allem, was existiert. Manche halten diese Gitternetzlinien für das, was das Universum zusammenhält.

12. Was versteht man unter Erden?

Erden bedeutet, sich mit der Erde zu verbinden und ihre Leben spendende Energie zu verwenden, um die eigene menschliche Existenz aufrechtzuerhalten.

13. Was bedeutet es, ein multisensorisches Wesen zu sein?

Ein multisensorisches Wesen verlässt sich nicht ausschließlich auf seine eigene Intelligenz, sondern auch auf seine Fähigkeit, sich mit der Intelligenz des Universums zu verbinden. Und indem es dies tut, lernt es und erweitert sein Bewusstsein schnell.

14. Was ist ein Vortex?

Ein Vortex ist eine rotierende kegelförmige Substanz, die vollkommen energetisch ist. Die Begriffe »Vortex« und »Chakra« sind austauschbar.

15. Was hat es mit den Chakras in den Handflächen auf sich?

Die Chakras in den Handflächen sind die einzigen mittelgroßen Chakras im Körper. Sie haben einen Durchmesser von etwa 2,5 Zentimeter. Sie lassen heilende Energie durch sich hindurch in den Körper fließen und absorbieren gestaute Energie, damit sie wiederverwertet werden kann.

16. Was sind die Chakras in den Füßen?

Die Chakras in beiden Füßen gehören zu den 3000 kleineren Chakras, die in den Gelenken, in der Muskelmasse und im subkutanen Gewebe vorhanden sind. Die kleineren Chakras machen auch die Meridianlinien und die Akupressurpunkte aus.

17. Was sind Geistführer?

Geistführer sind Wesen, die auf der anderen Seite leben (in einer anderen Dimension außerhalb der irdischen Ebene, wo wir hinreisen, nachdem wir diese Welt verlassen haben). Ihre Aufgabe ist es, Sie zu leiten, während Sie ein irdisches Leben führen. Bevor Sie sich auf der Erde inkarniert haben, haben Sie Wesen, von denen Sie glauben, dass sie weiterentwickelt sind als Sie, gebeten, Ihnen Anleitung zu geben. Diejenigen, die eingewilligt haben, sind jetzt Ihre Geistführer. Ihr Engagement und ihre Liebe für Sie sind unermesslich und bedingungslos.

WEITERFÜHRENDE LITERATUR

Cartier, Aimee Colette: *Getting Answers: Using Your Intuition to Discover Your Best Life*. Vashon, WA: Spreading Blessing Media, 2010.

Dooley, Mike: *Die Matrix der Wunscherfüllung. Du kannst dein Leben ändern – jetzt*. München: Knaur, 2011.

Fortson, Leigh: *Embrace, Release, Heal*. Boulder, CO: Sounds True, Inc., 2011.

Hicks, Esther und Jerry Hicks: *The Law of Attraction – Liebe. Das Gesetz der Anziehung in der Liebe*. Berlin: Allegria, 2011.

Hover-Kramer, Dorothea: *Healing Touch*. Boulder, CO: Sounds True, Inc., 2011.

MacLeod, Ainslie: *Was die Seele wirklich braucht. Eine wegweisende Anleitung, innere Kräfte zu aktivieren*. Oberstdorf: Windpferd, 2011.

Muller, Robert: *Most of All They Taught Me Happiness*. Los Angeles, CA: Amare Media LLC., 2005.

Rodegast, Pat und Judith Stanton: *Emmanuels Buch. In Harmonie mit dem Kosmos leben*. München: Knaur, 1997.

Singer, Michael: *Die unbändige Seele. Ein Weg der Befreiung.* Winterthur: Edition Spuren, 2009.

Tolle, Eckhart: *Jetzt! Die Kraft der Gegenwart. Ein Leitfaden zum spirituellen Erwachen.* Bielefeld: Kamphausen, 2000.

Truman, Karol K.: *Feelings Buried Alive Never Die.* Brigham City, UT: Brigham Distributing, 1991.

Zukav, Gary: *The Seat of the Soul.* New York, NY: Simon and Schuster, 1999.

IN LIEBENDER ERINNERUNG
AN TOM

Tom, dessen Geschichte ich in Kapitel 2 erzähle, verstarb, während dieses Buch produziert wurde. Die letzten Tage seines Lebens verbrachte er in liebevoller Gemeinsamkeit mit seiner Frau, seinen Kindern, seinen Schwestern und anderen Mitgliedern seiner großen Familie. In dieser Zeit brachte er seinen inneren Frieden ebenso nach außen wie seine Neugier auf das nächste Abenteuer und seine Dankbarkeit für die Zeit, die er hier auf Erden noch hatte.

Tom, ich wünsche dir eine erstaunliche Reise. Viele werden dich vermissen.

DANK

Mein tiefer Dank gilt den vielen Menschen, die mich beim Schreiben dieses Buches unterstützt haben.

Emily Warn war mein Schreibcoach und hat mir geholfen, das Buch zu vollenden, von dem ich schon seit Jahren geträumt habe. Emily, deine Liebe zum Lehren und Schreiben ist eine bestechende Kombination. Deine Fähigkeit, mir beizubringen, dass ich schreiben kann, hat meine Welt verändert.

Susie Russell Hall danke ich für ihre Illustrationen. Ihr Können und ihre Einsicht haben diesem Buch Leben eingehaucht.

Danke auch an meine lieben Freunde und Kinder Andria Friesen, Trish Maharam, Timothy Brodesser, Amy Gunter, Sheila Dunn Merritt, Maryam Manuchehri, Misha Manuchehri und Mina Manuchehri, die dieses Buch unermüdlich Kapitel für Kapitel gelesen und noch einmal gelesen haben. Eure Rückmeldungen und eure Begeisterung haben mir sehr geholfen.

Elissa Wildenborg, meiner netten Assistentin, danke ich dafür, dass sie alle Bälle in der Luft gehalten hat, damit ich ungestört schreiben konnte.

Mein Agent, Eric Myers, hat mir geholfen, den Verlag meiner Träume zu finden. Vielen Dank!

Ainslie MacLeod danke ich ganz besonders für ihre Freundschaft, ihre Intuition und ihre Unterstützung.

Und schließlich danke an meine Klienten, die mich andauernd gebeten haben, doch ein Buch zu schreiben. Es war mir ein besonderes Vergnügen.

ÜBER DIE AUTORIN

Marie Manuchehri ist eine in den USA sehr bekannte intuitive Energieheilerin. Marie schlägt eine Brücke zwischen konventioneller Medizin und ganzheitlichem Heilen, um Menschen zu helfen, ihre Schmerzen loszulassen, ihre Wunden zu heilen und in einen erweiterten Bewusstseinszustand einzutauchen. Energiemedizin praktiziert sie seit zwölf Jahren. Begonnen hat sie damit, als sie noch als Krankenschwester in der Onkologie arbeitete und die energetische Beziehung zwischen Gesundheit und Krankheit entdeckte.

In Maries private Praxis, die durch Mundpropaganda immer bekannter wurde, kommen mittlerweile Tausende von Klienten aus der ganzen Welt. Sie ist auch eine sehr gefragte Vortragsrednerin und Seminarleiterin und bietet außerdem ein Ausbildungsprogramm für alle an, die an Energiemedizin interessiert sind. Ihre extrem populäre Radiosendung mit dem Titel *Where Energy and Medicine Meet* wird von Seattle, Washington, ausgestrahlt und kann auch als Lifestream im Internet gehört werden. Mehr über Marie Manuchehri erfahren Sie auf Ihrer Website: www.energyintuitive.com.

ÜBER DIE ILLUSTRATORIN

Susan Russell Hall ist Malerin und medizinische Illustratorin und hat mehr als 6500 Operationen life aus dem OP dokumentiert.

Halls medizinische Zeichnungen wurden in mehr als dreißig Büchern und Zeitschriften veröffentlicht und im Rahmen von professionellen und pädagogischen Vorträgen international eingesetzt. Ihre enkaustischen Gemälde wurden in über sechzig Einzel- und Gruppenausstellungen präsentiert.

Hall war eine von vierzig Künstlern, die ausgewählt wurden, ihre Werke bei der siebten *International Biennial Exhibition, Encaustic Works 2009* in New York auszustellen. Ihre Arbeiten finden sich in vielen Sammlungen, etwa im Tacoma Art Museum, bei Cairncross & Hemplemann (Anwaltskanzlei in Seattle) und im MultiCare Hospital in Tacoma, Washington.